医学的介入の研究デザインと統計

ランダム化/非ランダム化研究から傾向スコア、操作変数法まで

訳
木原 雅子
一般社団法人国際社会疫学研究所 代表理事
京都大学学際融合教育研究推進センター 特任教授
前京都大学大学院医学研究科社会疫学分野 准教授

木原 正博
一般社団法人国際社会疫学研究所 代表理事
京都大学名誉教授
前京都大学大学院医学研究科社会疫学分野 教授

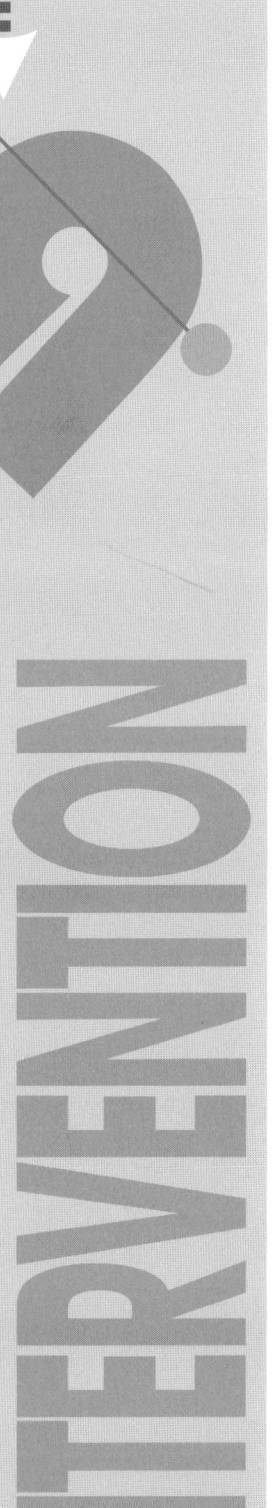

Evaluating Clinical and Public Health Interventions
A Practical Guide to Study Design and Statistics

Mitchell H. Katz
Clinical Professor of Medicine, Epidemiology and Biostatistics,
University of California, San Francisco, USA

メディカル・サイエンス・インターナショナル

To Igael Gurin-Malous, with love

Authorized translation of the original English edition,
"Evaluating clinical and public health interventions : A practical guide to study design and statistics",
First Edition
by Mitchell H. Katz

Copyright © 2010 by Mitchell H. Katz

This translation is published by arrangement with Cambridge University Press, The Edinburgh Building, Cambridge CB2 8RU, UK

© First Japanese Edition 2013 by Medical Sciences International, Ltd., Tokyo

Printed and bound in Japan

訳者序文

　これまでに，数えきれないほどの疫学の教科書が出版されてきましたが，本書はその中で，医学的予防介入のデザインと統計を，ランダム化研究と非ランダム化研究の両者をカバーしつつ系統的に論じた，恐らく世界で最初の教科書と思われます。健康向上こそが疫学の最終目的であることを考えれば，こうした書籍がなかったこと自体が，不思議なことと言わねばなりません。しかし，実際，私たちが，約20年ほど，エイズ研究の関係で，予防介入の開発・実施に取り組む中，最も困ったことの1つは，現実社会でしばしば唯一のオプションである，非ランダム化研究のデザインや統計に関する書籍が非常に少ないことでした。疫学研究では，エビデンスを階層化し，ランダム化介入研究（あるいはそのメタアナリシス）のエビデンスを最高位に分類していますが，現実には非ランダム化介入研究しか選択肢がないことがむしろ普通であるにもかかわらず，疫学の教科書では，ほとんど取り上げられることがありませんでした。疫学の教科書の記述は，その意味で大きく偏ってきたと私たちは考えています。その状況は今も変わりませんが，そのギャップを埋めるために書かれたのが本書なのです。

　著者は，長年，サンフランシスコ市の公衆衛生局長を務め，同時にカリフォルニア大学サンフランシスコ校の疫学・統計学教室の臨床教授でもあるというユニークな経歴の持ち主で，行政担当者として，行政プログラムを実施する一方，それを疫学・統計学的に評価するという活動を続けてきました。本書は，そうした経験の蓄積と問題意識から生まれたものであり，筆者でなければ，著すことができなかった教科書であると思われます。本書の冒頭にも指摘されているように，公衆衛生学分野の論文は，「リスクファクター疫学」（相対リスクの算出を最終目的とする疫学）に大きく偏り，予防介入に関するものは0.5%にも満たないのが現状です。筆者は公衆衛生の専門家として，この現状に，強い危機感を抱いており，そうした偏りを是正するための，「介入」として，本書を執筆することにしたと述べています。

　筆者は，これまで，研究デザインや統計に関して，ベストセラーとなる書籍を2冊出版しています。本書はそのシリーズの第3弾となるもので，前2冊と同じ構成，つまり，ユーザーが抱く可能性のある疑問や，遭遇する可能性のある問題を想定し，それに答えるという形式で書かれています。数式は1つも出てきません。筆者の念頭にあるのは，常に読者であり，これまでこの種の本に

敷居が高いと感じていた読者層の抵抗感を取り除き，意味や使い方を「実用的に」理解してもらおうとしています．私たちは，筆者の第 2 冊目に当たる本を翻訳出版する機会を得ましたが（「医学的研究のための多変量解析」，メディカル・サイエンス・インターナショナル，2008 年），読者から，その実用性に高い評価を頂いてきました．本書も，優れた内容となっており，多くの読者の役に立つものであることを確信しています．

予防介入の必要性や機会は，私たちの周りに溢れています．臨床家であれば，患者さんの行動変容，公衆衛生の専門家であれば，コミュニティの健康向上のための対策など，数え上げれば切りがないほどです．しかし，そうした研究は，これまであえて避けられ，実施しやすい「リスクファクター疫学」に研究が偏ってきました．そして，上述したように，予防介入に関する疫学的，統計学的教科書がほとんど存在せず，方法の習得が難しかったことが，その一因となってきました．

しかし，もはや，そういう「一因」はなくなりました．本書を読めば，非ランダム化研究デザインだけではなく，傾向スコアや操作変数法などの，統計学的に新しい手法までも，俯瞰(ふかん)できるようになり，自分のリサーチクエスチョンに相応しい研究デザインと統計学的方法を選び取ることができるようになります．本書が普及し，筆者の意図する「介入」によって，予防介入に関する公衆衛生学分野の論文が 0.5 ％にも満たないという現状が，わが国において少しでも改善することにつながれば，訳者として，これに勝る喜びはありません．

最後に，第 7 章の訳については，京都大学大学院医学研究科医学統計生物情報学の森田智視教授より貴重な示唆をいただきました．ここに記して御礼を申し上げます．

2013 年 10 月 1 日

木原正博
木原雅子

序 文

　サンフランシスコ市の公衆衛生局長を長年勤めた経験から，私は，複雑な保健医療問題に対する介入研究の必要性を痛感してきました．本書は，介入研究に対する研究者の関心を高め，かつ介入研究に対する敷居を下げるための，いわば「介入 intervention」として執筆したものです[1]．

　健康や医療を改善するためには，医薬品や医療機器の開発，法律の制定，医療サービスの向上など，様々な側面からの介入が必要となりますが，介入は適切なデザインと評価を伴うものでなくてはなりません．本書の目的は，ランダム化研究，非ランダム化研究，前向き研究，後ろ向き研究，計画的臨床試験と観察研究（例：行政統計や死亡登録を用いた研究），研究者による介入の評価，研究者以外による介入の評価（例：法律や制度の変更）など，介入に用いられる様々な研究デザインについて，その利点と欠点を解説することにあります．

　本書では，類書とは異なり，研究デザインと統計学的手法をセットで解説しています．それは，読者が，研究デザインの本と統計学の本の間を行ったり来たりしながら勉強する手間と時間を省きたいと考えたからであり，また，介入研究，特に非ランダム化研究では，統計学的手法について理解しておくことが，研究デザインの妥当性を判断する上で不可欠と考えたからです．統計解析に関する部分では，研究者が最も知りたいこと，つまり，自分のリサーチクエスチョンにはどの検定法を用いればよいかという疑問に直接答える形で記述し，そして，それぞれの手法について，もっと深く学びたい読者には，脚注に文献を紹介するよう配慮しています．

　解説に当たっては，なるべく多くの事例を引用するようにしました．それは，そうした事例を通して初めて，文献理解力，研究の企画力，データの分析力などの実践力が身に付くと考えたからです．また，本書で引用する事例には，多様性を持たせるよう心掛けているため，読者が自分で研究を実施しようとするとき，そのモデルとなる研究がきっと見つかるはずです．

　また，本書では，各所で拙著（Study Design and Statistical Analysis: A practical guide for clinicians [Cambridge University Press, 2006] と Multivariable Analysis: A practical guide for clinicians [2nd edition: Cambridge University

---

[1] Katz, M. H. "Interventions to increase interventions are needed." *J. Publ. Health Mgt. Pract.* **14** (2008): 224–7.

Press, 2006；邦訳「医学的研究のための多変量解析：一般回帰モデルからマルチレベル解析まで」メディカル・サイエンス・インターナショナル，2008 年])に言及していますが，それは，記述内容の重複をできるだけ避けるためであり，それを，本の宣伝のためと誤解されないようにお願いします。すべてを一冊にまとめる方がよいのではと思う方もおられるでしょうが，それでは，大部になり過ぎて，値段も高く，初学者には敷居の高いものとなってしまいます。非介入的な研究（例：記述的研究，リスクファクター研究）や統計学についてもっと深く勉強したい方は，それらの拙著をお読みいただければ幸いです。

　本書の執筆にあたっては，いくつかの教科書を参考にしました。その中で，「Experimental and Quasi-experimental Designs for Generalized Causal Inference」(W. R. Shadish, T. D. Cook, D. T. Campbell著，Houghton Mifflin Company, 2002) では，本書で解説した各研究デザインについて，深い理論的考察がなされています。また，臨床試験の実施を予定している人は，「Fundamentals of Clinical Trials」(by L. Friedman et al. 3rd edition, Springer, 1999) をお読みください。最後に，本書の編集に，温かい支援を惜しまれなかった Richard Marley と Katie James を始めとする Cambridge University Press のスタッフの皆さんに，心から御礼申し上げます。

　本書を読まれてお気づきの点があれば，遠慮なく私のメールアドレス (mhkatz59@yahoo.com) にご連絡ください。これまで出版した本には，世界各地から多くのメールが寄せられています。本の執筆は，時間と労力を要する孤独な作業ですが，それが少しでも人々の役に立っていることを知ることは筆者にとって何よりの喜びなのです。

目次

第1章	はじめに	1
	1.1 なぜ介入について学ぶ必要があるのか？	1
	1.2 介入の有効性をどう判断するか？	3

第2章	介入研究	15
	2.1 医学的研究でよく用いられる介入デザイン	15
	2.2 介入をデザインするにはどうすればよいか？	15

第3章	評価と介入	23
	3.1 ステークホルダーとどのように関わるか？	23
	3.2 介入を評価するために、どのようなデータを集める必要があるか？	24
	3.3 コントロール群（比較群）をどのように選択するか？	24
	3.4 既存の介入の効果を評価する場合のデータの集め方とコントロールの設定について	28
	3.5 どのようなアウトカムを測定するべきか？	33
	3.6 なぜ、対象者の介入への実際の曝露を測定しなければならないのか？	34
	3.7 コホート研究を行うべきか、連続横断研究を行うべきか？	35
	3.8 測定手段をどのように開発すればよいか？	37
	3.9 研究仮説をどのように設定するべきか？	37
	3.10 介入研究に2つ以上の仮説を立てることは可能か？	39
	3.11 なぜ解析計画を立てる必要があるか？	40
	3.12 介入研究におけるサンプルサイズの計算はどのように行うか？	41
	3.13 倫理審査委員会の審査を受ける	42
	3.14 どういう場合に、独立データモニタリング委員会が必要か？	44

3.15　なぜ臨床試験を登録しなければならないのか？　　45

第4章　ランダム化研究　　47

4.1　ランダム化研究とは何か？　　47
4.2　ランダム割り付けのメリットは何か？　　47
4.3　ランダム割り付けのデメリットは何か？　　49
4.4　ランダム割り付けにはどのような種類があるか？　　50
4.5　クラスターランダム割り付けとは何か？　　52
4.6　個人とクラスター以外にランダム割り付けができるものがあるか？　　54
4.7　割り付けが参加者や研究者にマスク化（盲検化）されるのはどういう場合か？　　55
4.8　アドヒアランスの悪い対象者をどう扱えばよいか？　　56

第5章　非ランダム化研究　　61

5.1　非ランダム化研究とは何か？　　61
5.2　なぜ非ランダム化研究が必要なのか？　　61
5.3　非ランダム化の欠点は何か？　　65
5.4　デザイン段階でランダム化なしに研究群間の比較可能性を高めるにはどうすればよいか？　　68

第6章　介入研究の統計学的分析　　73

6.1　介入効果の検定にはどのような統計学的方法を用いるか？　　73
6.2　コホート研究における介入前後の違いは統計学的に有意か？　　75
6.3　連続横断研究における介入前後の差の統計学的検定法　　81
6.4　コホート研究における介入前後の変化量を介入群とコントロール群間で比較するための統計学的方法　　83
6.5　連続横断研究において、介入前後の変化が、介入群とコントロール群とで異なるかどうかを評価する　　93
6.6　介入群とコントロール群の間で、介入後の測定値に統計学的有意差があるか？　　97

第7章　研究群間のベースライン特性の違いの調整方法　　101

- 7.1 介入群と非介入群の間のベースライン特性の違いをどのように調整するか？　　101
- 7.2 傾向スコアとは何か？　どのように計算するのか？　　101
- 7.3 傾向スコアには、どのような変数を含めるべきか？　　105
- 7.4 傾向スコアの適切性をどのように判定するか？　　106
- 7.5 傾向スコアを用いて、どのようにベースライン特性を調整するのか？　　108
- 7.6 操作変数法（インスツルメント変数法）とは何か？　群間のベースライン特性の違いの調整にどのように用いられるか？　　115
- 7.7 操作変数法には、どのような前提があるか？　　117
- 7.8 操作変数法はどのように実施するか？　　123
- 7.9 操作変数法の限界は何か？　　124
- 7.10 通常の多変量解析、傾向スコア法、操作変数法の結果をどのように比較するか？　　125
- 7.11 感度分析とは何か？　　126

第8章　時系列分析　　127

- 8.1 時系列分析を用いて、介入の効果を評価するにはどうすればよいか？　　127
- 8.2 分割時系列分析を行うためには、何回測定を実施すればよいか？　　132

第9章　その他の特別な統計手法について　　133

- 9.1 介入開始時点が対象者によって異なる場合には、どのような方法を用いて介入を評価すればよいか？　　133
- 9.2 介入の効果が他の介入に劣らない、あるいは同等であることを示したい場合はどうするか？　　136
- 9.3 多仮説検定（多重比較）について　　138
- 9.4 早期中止、中間解析について　　141
- 9.5 介入研究におけるサブグループ解析　　143
- 9.6 介入研究における欠測値の扱い方について　　145
- 9.7 介入試験の結果を出版する際に特に注意するべきことは何か？　　146

  9.8 ネガティブデータの出版について 149

第10章 研究から行動へ 151

  10.1 研究成果をどのように実践に応用するか？ 151
  10.2 応用された介入の効果をどのように評価するか？ 153

  結　論 154

  和文索引 157
  欧文索引 162

注 意

本書に記載した情報に関しては，正確を期し，一般臨床で広く受け入れられている方法を記載するよう注意を払った．しかしながら，著者(訳者)ならびに出版社は，本書の情報を用いた結果生じたいかなる不都合に対しても責任を負うものではない．本書の内容の特定な状況への適用に関しての責任は，医師各自のうちにある．

著者(訳者)ならびに出版社は，本書に記載した薬物の選択，用量については，出版時の最新の推奨，および臨床状況に基づいていることを確認するよう努力を払っている．しかし，医学は日進月歩で進んでおり，政府の規制は変わり，薬物療法や薬物反応に関する情報は常に変化している．読者は，薬物の使用に当たっては個々の薬物の添付文書を参照し，適応，用量，付加された注意・警告に関する変化を常に確認することを怠ってはならない．これは，推奨された薬物が新しいものであったり，汎用されるものではない場合に，特に重要である．

1 はじめに

1.1 なぜ介入について学ぶ必要があるのか？

> 問題を解決するためには，介入が必要。

それは，問題を解決するためには，介入 intervention が不可欠だからです。しかし，すべての介入が効果的であるというわけではありません。

今，臨床もしくは保健行政で，肥満が問題になっているとしましょう（実際そうですが）。それを解決するためには，何をすればよいと思いますか？ 恐らくまず，思いつくことは，肥満の存在率（有病率）prevalence, 肥満者の特徴（例：年齢，性別，居住地），肥満の重症度（例：糖尿病の併発の有無）を明らかにすることではないでしょうか。そして，次には，肥満のリスクファクター，特に改善可能なリスクファクターを分析しようとするに違いありません。

しかし，残念ながら，多くの研究は，そこが終点で，それ以上の研究が行われることはまずありません。そして，大抵の場合，「……のために，介入研究が必要である」といった常套句で論文は締めくくられますが，介入がその後行われることはまずありません。実際に文献を検索してみても，介入に関する論文は，公衆衛生分野全体でも，わずか0.4％に過ぎません[1]。医薬品については，介入研究が行われるのが普通ですが，それにしても，その大半が現実とはかけ離れた特殊な条件下での効能試験 efficacy trial があるという問題があります。

> 介入を開発し，世の中を変えよう！

こうした現状は誠に憂うべきことです。直接に社会を変える力を持つのは，記述的研究や「リスクファクター研究」ではなく，介入研究であり，その実施がもっと促進される必要があります。介入には，医薬品，医療機器，カウンセ

---

[1] Millward, L., Kelly, M., and Nutbeam, D. *Public Health Intervention Research: The Evidence.* London: Health Development Agency, 2003. www.nice.org.uk/niceMedia/documents/pubhealth.interventon.pdf. Accessed 3 March, 2008.

リング，個人もしくは集団を対象としたスキル向上プログラム，法律の制定，組織における制度改善など，様々なタイプがあります。

さて，肥満の話に戻りましょう。現在，先進国ではほぼ例外なく，肥満者が増加し，それに伴って2型糖尿病が増加するという深刻な事態が生じています。運動不足，食べ過ぎ，カロリーの高い食物の摂取などがその原因です。Farleyらは，ニューオリンズの貧困地区において，子どもの運動量を増やすために，放課後の校庭を安全監視者付きで子どもたちに開放するという介入を行いました[2]。校庭開放は好評を博し，12カ月間で，少なくとも1回校庭で遊んだことのある子どもの数は710人に上り，そのうち66％の子どもは活発に遊んでいたことが確認されました。

この介入の効果を評価するために，介入地域の子どもと非介入地域の子どもを比較したところ，運動をよくする子どもの割合は，校庭開放前は，介入地域の方が低かったのが，介入後は逆転し，校庭で遊んだことのある子どもを除外しても，介入地域の方が非介入地域よりも高いという結果が得られました。この介入は，①どこでも実行できる，②肥満の子どもを選択して実施する必要がないため，子どもたちの心を傷つける心配がない，③すべての子どもに運動の機会を公平に提供できる，という意味で優れた介入と言うことができます。

> 政府やその他の組織による介入（施策や活動）を評価してみよう。

健康問題を解決するためには，必ずしも自ら介入を開発する必要はありません。政府の施策（例：職場での喫煙を禁じる法律）や他の組織の活動（例：学校における体育教育）を利用して，介入研究を行うこともでき，実際，それらを利用した多くの研究が報告されています。たとえば，Huらは，喫煙に対する増税の影響を評価する研究を行い[3]，1989年にカリフォルニア州で導入された25セントのタバコ増税によって，タバコの販売数が18カ月間で5億1400万箱も減少したと推定しています。こうしたエビデンスが根拠となって，この政策は，その後，他の州にも拡大していきました。

> 自然の実験を見逃さない。

「自然の実験 natural experiment」から，社会環境の変化が健康に与える影響を評価できることもあります。たとえば，Costelloらは，米国先住民の特別保留地におけるカジノの開設が，子どもたちの精神保健 mental healthにどのような影響を及ぼすかについて研究しています[4]。その地域では，子どもの精神保健は，家庭の所得が低いほど悪いことが知られていたため，カジノ開設が，子どもの精神保健にどのような影響を与えるかが，この研究のリサーチクエスチョンとされたのです。

カジノ開設に伴って，この地域の家庭は3つのグループに分かれました。1つは，開設に伴う所得補助で貧困を脱した家庭，貧困なままの家庭，そして，

---

[2] Farley, T. A., Meriwether, R. A., Baker, E. T., Watkins, L. T., Johnson, C. C., and Webber, L. S. "Safe play spaces to promote physical activity in inner-city children: results from a pilot study of an environmental intervention." *Am. J. Public Health* **97** (2007): 1625–31.

[3] Hu, T., Sung, H. Y., and Keeler, T. E. "Reducing cigarette consumption in California: tobacco taxes vs an anti-smoking media campaign." *Am. J. Public Health* **85** (1995): 1218–22.

[4] Costello, E. J., Compton, S. N., Keeler, G., and Angold, A. "Relationships between poverty and psychopathology: a natural experiment." *JAMA* **290** (2003): 2023–9.

貧困を経験したことのない家庭です。この地域では，たまたまカジノ開設を挟んで8年間コホート研究が行われていたため，そのデータを分析したところ，カジノ開設後に貧困を脱した家庭の精神保健が，非貧困家庭の子どもたちとほぼ同じレベルにまで改善したことが示されました。この研究の重要な点は，他の研究デザインでは決してできなかった研究をやり遂げたところにあります。そもそも家庭に所得をランダムに割り付けることなど不可能であり，また，この場合の所得増加は，家族の職業や就労条件の変化などではなく，補助金の支給のみによって生じたものであるため，その純粋な効果を評価することができたのです。この研究は，そうした得難い機会（自然の実験）を見逃さずに行われた優れた研究の例と言うことができます。

1.2 介入の有効性をどう判断するか？

これは必ずしも簡単な問題ではありません。もちろん，狂犬病（注：迅速に治療しないとほぼ100％死に至る疾患）の新しい治療法が開発され，その治療を受けた10人全員が治癒したとすれば，治療効果のエビデンスとしてはそれでもう十分です。しかし，今日蔓延している健康問題のほとんどは，その原因は単純ではなく，発症も遅く，また誰に発症するかの予測も難しく，たとえ介入を行ったとしても，全員に効果を期待することもできません。むしろ，肥満，暴力，薬物中毒などの問題は，複雑な要因が絡み，長い期間を経て生じる問題であり，15％の人に効果があれば，それは，もう賞賛に値する成果と言って過言ではありません。

介入の効果を評価するための研究デザインには，ランダム化研究 randomized study，非ランダム化研究 non-randomized study，前向き研究 prospective study，後ろ向き研究 retrospective study，クラスター化研究 clustered study，非クラスター化研究 non-clustered study など，様々なものがあり，それぞれに長所と短所があります[5]。統計学的方法も多様で，時系列分析や多変量モデルといった複雑なものから，単に割合を比べるだけの単純なものまであります。しかし，どの研究デザインや分析方法を用いるにしても，介入が有効であったかどうかの評価は，結局，次の3つのクエスチョンのうち少なくとも1つに答えるという形になります。

---

[5]「評価 evaluation」という言葉には，現状把握，プログラムの実施状況（例：プログラムでカバーできている予定対象者の割合，サービス提供までに要する時間，サービスへの対象者の満足度），プログラム実施にかかる費用など，様々な内容が含まれますが，本書では，評価を，効能 efficacy と効果 effectiveness に分けて用いています。「評価」について，もっと包括的に勉強したい方は，Berk, R. A. and Rossi, P. H. *Thinking about Program Evaluation 2*. Thousand Oaks: Sage Publications, 1999; あるいは Shadish, W. R. "The common threads in program evaluation." *Prev Chronic Dis* **3**91 (2006): A03 at http://www.pubmedcentral.nih.gov/articlerender.fcgi?tool=pubmed&pubmedid=16356356. を参照してください。

1. 介入の前後で，有意な違いが見られたか？
2. 介入群における介入前後のアウトカムの変化は，コントロール群における介入前後のアウトカムの変化よりも有意に大きいか？
3. 介入後のアウトカムに，介入群とコントロール群の間で有意な違いがあるか？

　以下のセクションでは，これらのクエスチョンの回答を得るのに必要なデータの内容について解説します。そして，その後，介入の開発（第2章），介入の評価（第3章），ランダム化研究（第4章），非ランダム化研究（第5章）について解説し，これらのデザインで用いられる統計学的方法については，第6章で解説します。

1.2.A 介入の前後で，有意な違いが見られたか？

　介入が有効であったかどうかを，直感的に判断する最も単純な方法は，介入の前後で測定を行い，比較することです（**図1.1**）。このデザインを，「1群介入前後比較デザイン one-group pre-intervention versus post-intervention design」と言います。そして，同じ集団を追跡して，繰り返し測定を行うデザインを，「縦断研究 longitudinal study（コホート研究 cohort study）」，測定のたびに，毎回対象者を新たにサンプリングする場合を，「連続横断研究 serial cross-sectional study」と言います。ランダム化には少なくとも2群が必要なため，「1群介入前後比較デザイン」は，非ランダム化研究に属する研究デザインです。

縦断研究（コホート研究）では，同じ個人について，測定を繰り返す。

連続横断研究では，同じ集団から何度もサンプルを抽出して測定を行う。

　コホート研究であれ，連続横断研究であれ，検定されるのは，「介入前後の測定値の間に違い（差）はない」という差なし仮説（帰無仮説 null hypothesis）です。もし，介入前後の測定値の間に統計学的な有意差があれば，それが偶然のみで生じた可能性は低いと考えられるため，介入は有効であったという，差あり仮説（対立仮説 alternative hypothesis）を採用することになり，逆に，有意な違いがない場合には，介入は有効ではなかったという，差なし仮説を採用することになります。

　ここで，1群介入前後比較デザインを用いて行われた非常に優れた研究を紹介しておきましょう。Pronovostらは，集中治療室（ICU）におけるカテーテル関連血流感染の減少を目的とする介入研究をデザインし[6]，医療スタッフの手洗いの励行，バリアプリコーションの使用，カテーテル挿入部の消毒，大腿静脈穿刺の回避，無用なカテーテルの減少などを介入として実施しました。これによって，1000カテーテル施行日当たりの血流感染の頻度は，介入前の2.7件から，介入3カ月後には0件と大きく低下し，この変化が偶然によって生じた可能性は統計学的に小さい（$P \leq 0.002$）と判定されました。

　しかし，1群介入前後比較デザインには，デザイン上の弱点があります。それ

---
[6] Pronovost, P., Needham, D., Berenholtz, S., et al. "An intervention to decrease catheter-related bloodstream infections in the ICU." *N. Engl. J. Med.* **355** (2006): 2725–32.

1　はじめに

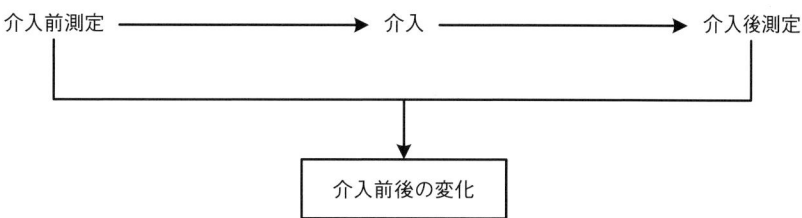

図 1.1　1 群介入前後比較デザイン

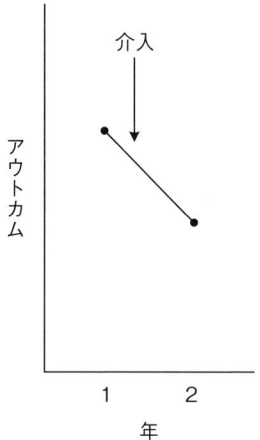

図 1.2　測定が介入前後各 1 点の場合（仮想データ）

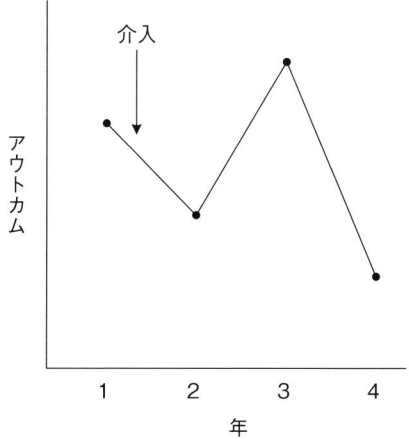

図 1.3　測定が介入前 1 点、介入後 3 点の場合（仮想データ）

を示したものが，**図1.2**と**図1.3**（仮想データ）です。**図1.2**では，介入の実施後に，アウトカム（例：感染，がん，心疾患）が大きく減少しています。では，介入は有効だったと結論してよいでしょうか？　残念ながらそうはいきません。**図1.3**を見ると，介入は続いているのに，3年目にアウトカムは元に戻り，4年目にはまた低下しています。これでは，介入が効果的であったかどうかは，何とも言えないことになります。

1群介入前後比較デザインの結論の妥当性を高める1つの方法は，測定ポイントを増やすことです。たとえば，**図1.4**のように，介入前には安定していたアウトカムの頻度が，介入後に急激に変化し，その後の数回の測定で同じレベルに留まるという変化をしたら，アウトカムの変化が介入によることがより確からしくなります。

上述のICUにおける研究では，介入前の測定は1回しか行われていませんが，介入期間の途中に1回，介入後に5回の測定が行われています（**表1.1**）。これらの測定から得られる変化の「パターン」によって，介入の有効性の確からしさが高められているのです。このように，介入前後にわたって測定が多数行われている場合には，時系列分析 time series analysis という手法を用いて分析することができます（第8章）。

しかし，いかに多くの測定が行われていても，1群だけによる研究には，大きな限界があります。そうした変化が，介入以外の原因によって生じた可能性を否定することができないからです。ICUの研究の例について言えば，カテーテル関連血流感染の減少は，院内感染に対するメディアの注目や，医師による抗生物質の処方の変化による可能性も否定できません。こうした限界に対処するためには，次節で述べるように，コントロール群を伴う研究デザインを考慮する必要があります。

> 2点だけでは傾向は分からない。

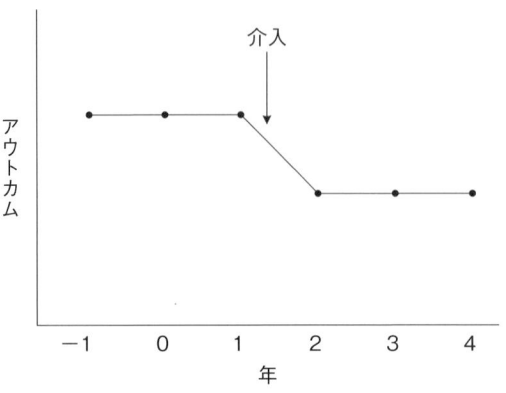

図1.4　測定が介入前3点、介入後3点の場合（仮想データ）

表1.1 ベースライン、介入期間中、介入後におけるカテーテル関連血流感染の頻度

	感染率（95% 信頼区間）	ベースライン値との比較のP値
ベースライン	2.7（0.6〜4.8）	—
介入期間中	1.6（0〜4.4）	≦0.05
介入後		
0〜3カ月	0（0〜3.0）	≦0.002
4〜6カ月	0（0〜2.7）	≦0.002
7〜9カ月	0（0〜2.1）	≦0.002
10〜12カ月	0（0〜1.9）	≦0.002
13〜15カ月	0（0〜1.6）	≦0.002
16〜18カ月	0（0〜2.4）	≦0.002

Pronovost, P., *et al.* "An intervention to decrease catheter-related bloodstream infections in the ICU." *N. Engl. J. Med.* **355** (2006): 2725–32 のデータによる。

1.2.B 介入群における介入前後の変化は，コントロール群における介入前後の変化よりも有意に大きいか（小さいか）？

　コントロール群を設けることによって，介入の効果評価の妥当性を大きく高めることができます。介入群とコントロール群がランダムに割り付けられている場合を，ランダム化比較試験 randomized controlled trial と言い，それについては第4章で解説します。また，ランダム化しないコントロール群を設けるデザインには様々なものがあり，それらについては，第5章で解説します。

　コントロール群がランダム割り付けによるものかどうかにかかわらず，ここで問題になるのは，介入群における介入前後の変化が，コントロール群における変化よりも大きい（小さい）かどうかということです（**図1.5**）。

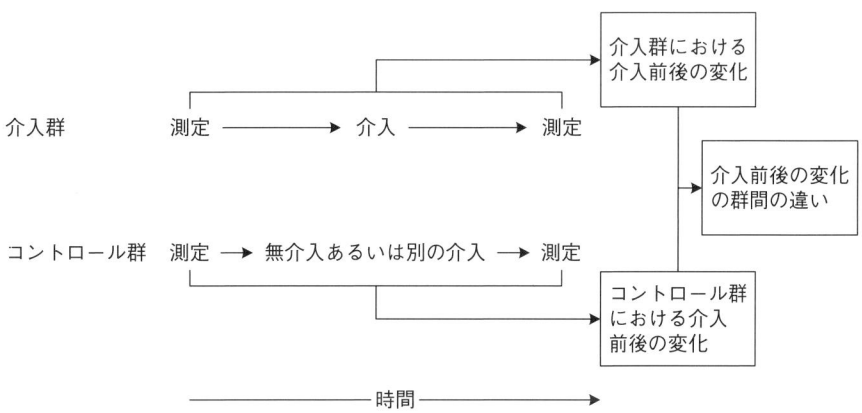

図1.5　コントロール群付き介入前後比較デザイン

表1.2　アラバマ州の病院における医療の質向上プログラムの効果

測定項目	介入前	介入後	P値
内胸動脈使用率（％）	73	84	≦0.001
アスピリン内服処方を受けた患者の割合（％）	88	92	≦0.001
喉頭挿管時間（時間）	12	7	≦0.001
喉頭挿管までの時間が6時間未満の患者の割合（％）	9	41	≦0.001

Holman, W. L., et al. "Alabama coronary artery bypass grafting project: results of a statewide quality improvement initiative." *JAMA*. **285** (2001): 3003–10のデータによる。

　　コントロール群を追加することの利点を明らかにするために，医療監視結果を伝えることによって，冠動脈バイパス移植手術患者に対するケアが，どのように改善するかを検討した研究の例を取り上げてみましょう[7]。この研究は，米国アラバマ州の20の病院を対象に行われたものです。

　　表1.2には，4つの重要なプロセス指標について介入前後の値が示されています。介入の後，内胸動脈の使用率，退院時にアスピリン内服処方を受けた患者の割合，喉頭挿管時間が6時間未満の患者の割合が増加し，喉頭挿管時間の中央値が減少しました。しかし，これだけでは，介入以外の原因による可能性を否定することはできません。実際，介入前測定から介入後測定までの期間は，3年半もあり，その間に生じた手術手技や治療の進歩が，そうした「効果」の真の原因である可能性もあるからです。

　　こうした問題に対処するために，この研究では，他の州の病院との比較が行われました。**表1.3**に示したように，この間の治療成績は，介入が行われた州（アラバマ州）の方がコントロールの州よりも優れていることが分かります。しかし，コントロールの州でも，一部のアウトカムに改善が見られていることから，この間に全般的治療の進歩があったことが示唆されます。

　　表1.3からは，介入前後で測定することの意義を理解することができます。もし，測定が介入後でのみ行われていたら，喉頭挿管の時間（6時間未満の患者の割合，中央値）には，群間に差がないため，2州の間には差がない，したがって介入は有効ではなかったという結論を導いてしまった可能性があり，一方，内胸動脈の使用率については，介入の効果を過大評価してしまった可能性があります。しかし，表を見ると，介入が実施される前から，介入州では，コントロール州よりも，冠動脈バイパス移植手術における内胸動脈の使用が高率であったことが分かります。

　　コントロール群（上記の場合は，同時コントロール concurrent control）を加えることによって，結論の妥当性は大きく高まりますが，まだ，重要な弱点が残っています。それは，コントロール群が介入群と「比較可能 comparable」で

---

[7] Holman, W. L., Allman, R. M., Sansom, M., et al. "Alabama coronary artery bypass grafting project: results of a statewide quality improvement initiative." *JAMA* **285** (2001): 3003–10.

あるかどうかという点です。**表1.4**を見れば，両群の間には，介入の前も後もほとんどの特性について，高い近似性が見られますが，違いもあり，たとえば，左冠状動脈の病変は，介入州（アラバマ州）の方がコントロール州より軽度であることが分かります。

こうした一部に見られる違いが，アラバマ州とコントロール州における結果

表1.3 冠動脈バイパス術の質指標のアラバマ州とコントロール州との比較

測定項目	アラバマ州 介入前	アラバマ州 介入後	コントロール州 ベースライン時点	コントロール州 追跡時点	州間の違いの P値
内胸動脈使用率（%）	73	84	48	55	=0.001
アスピリン内服処方を受けた患者の割合（%）	88	92	86	82	≦0.001
喉頭挿管時間（時間）	12	7	7	8	≦0.001
喉頭挿管までの時間が6時間未満の患者の割合（%）	9	41	40	39	≦0.001

Holman, W. L., et al. "Alabama coronary artery bypass grafting project: results of a statewide quality improvement initiative." *JAMA* **285** (2001): 3003–10 のデータによる。

表1.4 冠動脈バイパス術を受けた患者の特性のアラバマ州とコントロール州との比較

特性	アラバマ州 介入前	アラバマ州 介入後	コントロール州 ベースライン時点	コントロール州 追跡時点
患者数	4090	1694	2288	926
平均年齢（歳）	69.9	70.7	70.6	71.4
男性の割合（%）	65	55	66	66
白人の割合（%）	91	91	94	93
冠動脈病変（CAD）				
左枝（%）	16	19	23	27
3日以内の心筋梗塞（%）	9	14	8	9
6カ月以内の心筋梗塞（%）	22	26	21	24
心不全	16	22	12	19
左心機能不全（%）	26	29	20	19
心原性ショック（%）	3	3	3	2
慢性閉塞性肺疾患（COPD）（%）	25	30	23	31
糖尿病（%）	29	32	27	32
透析（%）	2	1	1	2

Holman, W. L., et al. "Alabama coronary artery bypass grafting project: results of a statewide quality improvement initiative." *JAMA* **285** (2001): 3003–10 のデータによる。

の違いの原因となる可能性があるでしょうか？　答えはイエスです。このような，群間の違いを完全に排除する（介入群とコントロール群をあらゆる面で等しくする）には，ランダム割り付け random allocation を行う以外にありません（第4章）。

　しかし，この研究の場合，これを一般のランダム化比較試験で行うことは不可能です。治療を実施するのは医師や病院であるため，患者をランダムに割り付けることはできないからです。ただ，クラスターランダム化デザイン cluster randomized design（**4.5**）を用いることはできた可能性はあります。これは，患者個人ではなく，病院などを，施設単位でランダムに割り付ける方法で，この方法が用いられていれば（＝同じアラバマ州内で，病院が，介入群とコントロール群にランダムに割り付けられていれば），もっと妥当性の高い研究になったと考えられます。この研究は，州の医療評価機関との協力によって，アラバマ州の全病院を対象として行われ，コントロールの州からは，診療記録に関する情報を収集するという形で行われました。実は，この研究は，このデザインだったからこそ可能となった研究であり，クラスターランダム化デザインではむしろ研究の妥当性が損なわれた可能性があります。なぜなら，州内の病院をランダムに割り付けても，「介入の拡散 diffusion of the intervention」が生じたと考えられるからです。これは，介入群から非介入群へ介入の情報が拡散することを言い，医師は通常複数の病院で働くこと，地域や州の医師会を通して，情報を共有する機会が多いことから生じます。介入の拡散は，患者にとってはよいことかもしれませんが，介入の効果評価という目的にとっては妨げとなります。介入を1つの州で行い，他の州と比較するというデザインは，介入の拡散を最小限にとどめる意味があったのです（**3.6**）。

　最後に，**表1.4**で，介入前と介入後の患者数が違うことに気がつかれたかもしれませんが，これは，この研究が，連続横断研究 serial cross-sectional study であったことによるものです。この研究デザインの利点と欠点については，**3.7**で，そのデータの統計解析法については，**6.3** と **6.5** で解説します。

1.2.C　介入後のアウトカムに，介入群とコントロール群の間で有意な違いがあるか？

　介入前の測定がない状態で，介入の効果を評価しなければならないことがあります。たとえば，法律や制度は，効果評価を念頭に置くことなく施行されることが少なくありません。運よく，介入前から実施されているコホート研究が存在すれば，介入前の測定データを利用できることがあり，電子化された健康診断記録（**3.4** 参照）があれば，後ろ向きのコホートを設定できることもあります。しかし，そうしたものが全くない場合には，介入後のアウトカムを，介入群とコントロール群で比較するしかありません（**図1.6**）。

　たとえば，1979年初頭に，カリフォルニア州において，公共空間（例：レストラン，店舗）における喫煙禁止条例が多くの地域で導入されました。Moskowitz らは，この規制が禁煙者の増加にどのよう影響したかを知るため

図1.6 介入群とコントロール群の介入後のアウトカムを比較する研究デザイン

に[8]，1990年に，屋内勤務者を対象とした横断研究を実施しました。その結果，条例の制定後6カ月以内に禁煙した人は，喫煙規制の厳しい職域では26%でしたが，喫煙規制のない職域では19%にとどまり，この差が偶然で生じた確率は，非常に小さい（$P<0.001$）ことが示されました。

このデザインの主な弱点は，介入前の測定が存在しないため，グループ間にもともと存在した可能性のある違いを補正できないことです。恐らく，公共空間での喫煙規制が導入された地域では，もともと禁煙する人が多かった可能性があります。たとえば，それらの地域では，喫煙者に対する地域住民の風当たりが強く，それが，規制が早く導入された背景であったかもしれません。これは，十分にあり得る話であり，簡単には，その可能性を否定することはできません。これが，介入前測定が存在しない研究デザインの妥当性に限界がある理由です。しかし，この場合，他に評価の方法はなく，この研究結果は，喫煙規制の効果を示す研究成果の1つとして受け止められています[9]。

介入前測定がない場合の介入の効果評価には，ケースコントロール研究 case-control study を用いることもできます[10]。この研究デザインでは，ある病気もしくは状態を有する人々（ケース）と有しない人々（コントロール）の群をそれぞれ設定し，各群の中に介入を受けた人（介入曝露者）がどれくらいの割合で存在するかを調べます（図1.7）。もし，2つの群の間で，その割合に有意の違いがあれば，介入に効果があったことを示唆する1つのエビデンスとなります。

たとえば，Loomisらは，職域における殺人被害予防対策の効果を評価する研究を行っています[11]。この研究では，州レベルの健康診断データベースを用いて，殺人被害者の出た105の職場（ケース群）を同定し，次に，殺人被害者の発生が1例もなく，かつ各ケースと職種が一致する職場を，各ケースにつき2つ

> 介入前測定がない場合には，ケースコントロール研究を介入の効果評価に用いることができる。

---

[8] Moskowitz, J. M., Lin, Z., and Hudes, E. S. "The impact of workplace smoking ordinances in California on smoking cessation." *Am. J. Public Health* **90** (2000): 757–61.

[9] Pell, J. P., Haw, S., Cobbe, S., et al. "Smoke-free legislation and hospitalizations for acute coronary syndrome." *N. Engl. J. Med.* **359** (2008): 482–91.

[10] ケースコントロール研究は，リスクファクター研究でよく用いられる研究デザインですが，介入の評価にも利用することができます。

[11] Loomis, D., Marshall, S. W., Wolf, S. H., Runyan, C. W., and Butts, J. D. "Effectiveness of safety measures recommended for prevention of workplace homicide." *JAMA* **287** (2002): 1011–7.

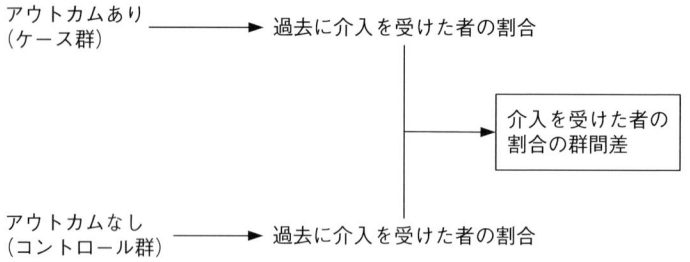

図 1.7 介入効果の評価のためのケースコントロール研究デザイン

ずつ（合計 210）職業別電話帳から同定しました（コントロール群）[12]。そして，予防対策の有効性を評価するために，殺人被害者の出た職場（ケース）に対して，殺人被害者が出た月にその職場で行われていた予防対策を質問し，マッチングされたコントロールの職場にも，同じ月について同じ質問を行いました。そして次に，ケース群とコントロール群で，予防対策が行われていた職場の割合が比較されました。**表 1.5** がその結果で，屋外照明や警報器の設置などで有意差が見られ，また 6 つ以上の対策を講じていた職場では，いろいろな要因で調整 adjust した後も，殺人被害者の割合が有意に低いことが示されました（**表 1.5** 最下段）。

　ケースコントロール研究の主な限界は，情報を対象者の過去の記憶に頼るところにあります。人の記憶は，人生の中で起きた出来事（事件）による影響を強く受けます。たとえば，殺人被害者の出た職場に勤務する人は，自分の職場は，（殺人被害者が出たという事実から）安全ではない職場と思い込み，予防対策を過少報告する可能性があります。この問題は，ネステッド・ケースコントロール研究 nested case-control study（注：進行中のコホート研究の内部で実施されるケースコントロール研究）を用いれば，解消することができます。なぜなら，このデザインでは，ケースとコントロールは，研究対象となる病気や状態が発生する前に調査されているからです。しかし，現実社会では，介入前測定が存在しないことも多く，その場合の介入評価には細心の注意が求められます。

---

[12] このケースコントロール研究では，個人ではなく，職場が単位となっていますが，これは，この研究の目的が，殺人被害者の出なかった職場では，どのような予防対策が行われていたかを調べることにあったからです。

表 1.5　ノースカロライナ州の職域における殺人被害リスクに対する環境改善対策の効果

環境対策	ケース (N = 105)	コントロール (N = 210)	オッズ比（95%信頼区間） 未調整	オッズ比（95%信頼区間） 調整済み*
照明と可視化				
屋外照明の強化	28%	33%	0.8 (0.5〜1.3)	0.5 (0.3〜1.0)
就業時間中の室内照明の強化	57%	64%	0.7 (0.5〜1.2)	0.7 (0.3〜1.3)
就業時間前後の照明の強化	37%	41%	0.8 (0.5〜1.4)	0.9 (0.4〜1.7)
仕事場の外部からの可視化	61%	60%	1.1 (0.7〜1.7)	1.0 (0.5〜1.9)
防護壁				
従業員とお客との間の隔壁	83%	88%	0.6 (0.3〜1.3)	0.6 (0.2〜1.8)
保安と監視				
ビデオ監視装置	25%	16%	1.8 (1.0〜3.2)	1.3 (0.6〜2.8)
警報装置	19%	26%	0.7 (0.4〜1.2)	0.5 (0.2〜1.0)
防犯ミラー	30%	21%	1.6 (0.9〜2.8)	0.8 (0.4〜1.8)
その他の装置	24%	25%	1.0 (0.6〜1.7)	0.8 (0.4〜1.7)
現金保管				
現金投函ボックス	21%	21%	1.0 (0.5〜2.0)	0.5 (0.2〜1.3)
安全な場所での保管	46%	48%	0.9 (0.5〜1.6)	1.3 (0.6〜2.9)
6つ以上の環境対策	34%	40%	0.8 (0.5〜1.3)	0.5 (0.2〜1.0)

* 結果は，業種によるリスク違い，会社の所在地（住宅地か工業地域か），土曜日営業の有無，従業員の人種や性別，過去2年以内の移転もしくは開業について調整した。項目によって，N数は異なる。具体的なN数については原著を参照のこと。

Loomis, D., et al. "Effectiveness of safety measures recommended for prevention of workplace homicide." *JAMA* **287** (2002): 1011–7 のデータによる。

2 介入研究

2.1 医学的研究でよく用いられる介入デザイン

　　医学的研究では，様々なタイプの介入デザインを用いることができます。**表2.1**は，その中で，特に重要と思われるものをまとめたものです。介入のデザイン方法については，次節以降で，その評価方法については，第3章で解説します。

2.2 介入をデザインするにはどうすればよいか？

　　介入をデザインするためには，何よりも，解決しようとする問題を，よく理解しなければなりません。そのためには，関連論文を精読する必要がありますが，PubMed (http://www.ncbi.nlm.nih.gov/Pubmed) を用いれば，膨大な文献を無料でかつ簡単に検索することができます。Googleを用いた検索もお勧めです。なぜなら，論文化されていない興味深い研究に行き当たることがあるからです。同じ領域の研究者や関係者に聞いてもよく，その場合は，対象となるコミュニティに詳しい専門家やキーパーソンを含めれば，問題の性格やその解決方法について，重要な情報が得られることがあります（**3.1**）。
　　情報収集を進めているうちに，過去に行われた介入に関する情報が得られることがあります。可能な限り，そうした情報を記録しておくようにしましょう。以下，介入を成功させる上で重要と思われるポイントについて解説します（**表2.2**）。

▶TIP
論文の検索には，PubMedを用いる。Googleを用いれば，論文化されていない研究が見つかることもある。

表 2.1 評価可能な介入のタイプ

介入のタイプ	例	利点	欠点
研究者によって開発された介入	若者における運動促進を目的とした介入を開発し,介入に曝露された若者とされていない若者の間で運動量が異なるかどうかを評価する。	介入に最も適した評価法をデザインすることができる。	最も費用がかかる。介入にも評価にも対象者から同意を取る必要がある。
質向上プログラム	病室の外側に,手指消毒用ゲルの入ったディスペンサーを設置する。	介入開発のための労力や費用がかからない。参加者から同意を取らなくて済む可能性がある(測定されるアウトカムによる)。	参加者のランダム割り付けが不可能。介入を受けていないコントロール群を見つけるのが難しい可能性がある。
新しい治療薬,手技,機器の導入	薬物放出性ステントが通常のステントより治療効果が優れているか。	介入開発のための労力や費用がかからない。	最初に介入を受ける患者のグループは後の患者とは異なる可能性がある(例:病態が悪い)。生存バイアスが混入する可能性がある(例:長く生きる人ほど介入を受けやすい)。
社会的生活スタイルの変化	メニューに栄養表示をすることで,食生活が改善するか。	介入開発のための労力や費用がかからない。	ヒストリカルコントロールしか使えない可能性がある。
法律や規制	喫煙規制施行後の喫煙率の変化を評価する。	介入開発のための労力や費用がかからない。法律や規制は非常に一般性が高いので,他の地域にも応用できる。	法律や規制施行以前のデータの有無は,行政データが整備されているかどうかによる。
自然もしくは人為的な介入	アメリカ先住民の特別保留地にカジノを開設する。	「自然の実験」では,研究として開発するのは非倫理的な可能性のある介入も評価することができる。	自然の実験を予め企画することはできない。

2.2.A 理論に基づいて介入をデザインする

　　　　　　　　　　介入は,理論に基づく場合,成功の可能性が高まります。たとえば,Hawkinsらは,思春期の若者の暴力,犯罪,薬物中毒,性行動などの高リスク行動を減少させるための介入の開発に,社会開発モデル social development model を用

表2.2 介入開発上の留意点

留意点	重要性
理論や病態生理に基づいて介入をデザインする。	介入が成功する可能性が高まる。効果が真の効果である確からしさが高まる。一般化可能性が高まる。
以前の経験やパイロット研究に基づいてデザインする。	サンプルサイズの計算ができる。研究開始前に，デザインの弱点を把握し対策を立てることができる。介入が成功する可能性が高まる，効果が真の効果である確からしさが高まる。
介入を現実に応用可能なようにデザインする。 　コスト 　専門家の活用可能性 　対象者の参加意欲	介入が標準的な治療（対策）として，維持もしくは応用できるか，その可能性を検討することができる。

いています[1]。これは，ある種の社会的要因（例：親の関わり，社会参加スキル）が，子どもの学校に対する絆を強め，それが，子どもの問題行動の予防に役立つという理論です。

この理論に基づいて，教師，親，小学1年から6年の子どもが介入対象とされ，教師には，授業に子どもたちを惹きつける方法や子どもたちとの絆を強める方法についての研修が行われ，子どもに対しては，6年生時に，社会スキル教育 social skill instruction を行い，親には，子どもの年齢に見合った行動についての講義が提供されました。

この研究では，介入を受けた子どもでは，受けていない子どもに比べ，18歳までの暴力行為や大量飲酒の頻度（自己申告）が低いことが示されました。

理論に基づいて介入をデザインすれば，結果への確からしさが高まります。それは，優れた理論に従えば，介入が成功する潜在的可能性（ベイズ統計流に言えば，成功の事前確率 prior probability）が高まるからで，逆に言えば，介入が理論や既存の知見に基づかない場合には，たとえ統計学的に有意な結果が出ても，疑わしさが残ることになります。

理論に基づいて介入をデザインすると，結果の一般化可能性 generalizability（研究対象となった人々以外の人々にも結果を適用できる可能性）も高まります。それは，理論の普遍性が高い場合には，集団や状況が異なっても，同じような介入効果が期待できると考えられるからです（注：たとえば，相対性理論は，全宇宙に適用することができます）。

ただ，行動に関しては，複雑な人間の行動を説明することのできる理論が非

> 介入は，理論に基づく場合，成功の可能性が高まる。

> 理論に基づいて介入をデザインすれば，結果の確からしさが高まる。

> 一般化可能性とは，研究対象となった人々以外の人々にも結果を適用できる可能性のことを言う。

---

[1] Hawkins, J. D., Catalano, R. F., Kosterman, R., Abbott, R., and Hill, K. G. "Preventing adolescent health-risk behaviors by strengthening protection during childhood." *Arch. Pediatr. Adolesc. Med.* **153** (1999): 226–34.

> 医学的研究における理論とは，疾患の発生病理のことである。

常に少ないという問題があります[2]。

一方，医学的研究においては，理論とは，ほとんどの場合，疾患の発生病理を意味し，介入が疾患の発生病理に影響を与える潜在的可能性が大きいほど，介入が成功する可能性も高まり，また，研究結果の確からしさも高くなります。

たとえば，ADVANCE試験は，ACE（アンギオテンシン変換酵素）阻害薬とサイアザイド系利尿薬の併用に，2型糖尿病による血管障害を軽減する効果があるかどうかを検討するために実施された研究です[3]。それまで，糖尿病の血管障害を予防するための研究のほとんどは，血糖値の低下を目標として行われてきましたが，この研究では，血圧低下も血管障害の減少に役立つという知見に基いて行われました。研究の結果，ACE阻害薬とサイアザイド系利尿薬の併用群にランダムに割り付けられた患者では，収縮期血圧が平均5.6 mmHg低下し，また，プラセボ群に比べて，大血管・小血管の障害が9％減少したことが示されました。この臨床試験で，ACE阻害薬の血管障害に対する効果が非常に大きいことが判明したため，高血圧がない場合でも，腎障害のあるすべての糖尿病患者にACE阻害薬を投与することが，標準治療とされるようになったのです。

もちろん，理論に基づいたからといって，結果が必ずしもその通りになるとは限りません。たとえば，エストロゲンには，低比重リポプロテイン（いわゆる悪玉コレステロール）低下作用，高比重リポプロテイン（いわゆる善玉コレステロール）増加作用，血管内皮細胞機能亢進作用，フィブリノーゲン／プラスミノーゲンレベル低下作用など，女性における心疾患の予防につながると思われる様々な生理学的作用のあることが知られており[4]，また，エストロゲンが女性の心疾患を低下させることを示唆する観察研究の結果も数多く発表されています[5]。しかし，マスク化（盲検化）され，プラセボを用いた多施設共同の大規模ランダム化比較試験では，こうした予想に反して，エストロゲンとプロゲステロンの同時投与によって，心血管疾患の発生は逆に増加するという結果になってしまいました[6]。

2.2.B 既存の知見に基づく，もしくはパイロット研究を行う

過去に成功した介入は，再び成功する可能性が高くなります。もちろん，新

---

[2] Berk, R. A. and Rossi, P. H. *Thinking about Program Evaluation 2*. Sage: Thousand Oaks, 1999.
[3] Bakris, G. L. and Berkwits, M. "Trials that matter: The effect of a fixed-dose combination of an angiotensin-converting enzyme inhibitor and a diuretic on the complications of type 2 diabetes." *Ann. Intern. Med.* **148** (2008): 400–1. Patel, A., ADVANCE Collaborative Group. "Effects of a fixed combination of perindopril and indapamide on macrovascular and microvascular outcomes in patients with type 2 diabetes mellitus (the ADVANCE trial): A randomized controlled trial." *Lancet* **370** (2007): 829–40.
[4] Manson, J. E. and Martin, K. A. "Postmenopausal hormone-replacement therapy." *N. Engl. J. Med.* **345** (2001): 34–40.
[5] Grodstein, F., Clarkson, T. B., and Manson, J. E. "Understanding the divergent data on postmenopausal hormone therapy." *N. Engl. J. Med.* **348** (2003): 645–50.
[6] Writing Group for the Women's Health Initiative Investigators. "Risks and benefits of estrogen plus progestin in healthy postmenopausal women: principal results from the Women's Health Initiative randomized controlled trial." *JAMA* **288** (2002): 321–33.

しい知見を加えることにはなりませんが,「追試」としての意義はあります。一方,全く新しい介入を企画する場合には,まずパイロット研究を行う必要がありますが,それは3つの理由によります。第1は,介入の効果の目安を立てないと,サンプルサイズの計算（**3.12**）ができないこと,第2は,パイロット研究は,測定手段 instrument や対象者のリクルート法について重要な情報を与えてくれること,第3は,パイロット研究によって,研究デザインの弱点を発見できる場合があることです。たとえば,介入群で脱落者が非常に多いことが明らかになれば,介入に修正が必要となります。アウトカムの測定方法が,介入の効果を捉える上で感度が不足していることが判明することもあります。

> 新しい介入を企画する場合には,まずパイロット研究を行う必要がある。

2.2.C 現実社会に応用可能な介入を開発する

　介入を開発・評価することの最終的な目的は,その成果を現実社会で生かすことにあります。

　図 2.1 は,介入の開発,評価,実施,応用に関する伝統的なパラダイムを示したものです。最初の段階では,介入は,「研究的」条件下で有効かどうかが試されます（効能試験 efficacy trial）。このため,介入は,専門性の高い研究関係者によって,標準化された形で実施され,研究参加者は,登録後,綿密にフォローアップされ,参加に対する謝礼が支払われるのが普通です。

> 効能試験では,「研究的」条件下での介入の有効性を検討する。

　効能試験は,対象者をできるだけ均一化して行われます。それは,対象者のばらつきが大きい（例：患者の一部が 90 歳以上）と,治療に対する反応が異なる恐れがあるからです。このため,効能試験では,通常,病状の重篤な人々,介入の有害作用が出やすい人々,知的障害（例：認知症）がある人々は,対象から除外されます。また,効能試験の焦点は,交絡 confounding を除去することにあるため,介入群とコントロール群はランダムに割り付けられます。

> 効果試験では,「現実的」条件下での介入の有効性を検討する。

　伝統的なパラダイムに従えば,効能試験で有意の結果が得られたら,次には,「現実的」条件下での試験（効果試験 effectiveness trial）が行われます。効果試験でも,研究参加者は,登録後,フォローアップされますが,効能試験とは異なり,この試験には,現実の診療で診る可能性のある多様な人々を対象に含める必要があり,また介入の実施に当たる人も,臨床現場で働く人に近い人を用

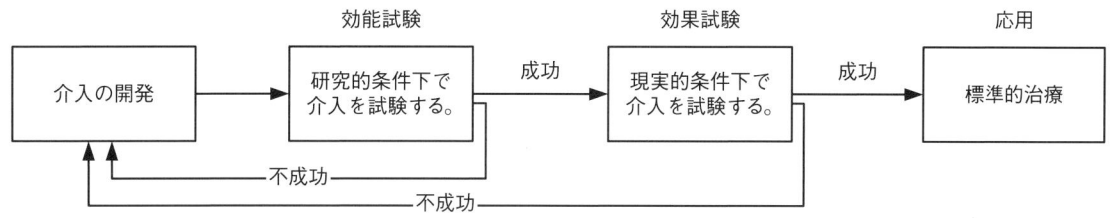

図 2.1　介入の開発,評価,応用の伝統的パラダイム

いる必要があります。

効果試験では，対象者は，介入群とコントロール群にランダムに割り付けられることもありますが，コントロール群が設定されないこともあります。コントロール群を設定する必要がないのは，効能試験で試験治療が標準治療よりも有効であることが証明されれば，効果試験では，その治療に，現実条件下でも，効能試験と同じ程度の有効性があるかどうかを検討するだけでよいからです。効果試験で，介入の効果が確認されれば，標準的な介入（治療）として採用されることになります。

> 効能試験で有効だった介入が，現実的条件下でも有効とは限らない。

しかし，このパラダイムには，いくつかの問題があります。その第1は，効能試験でよい結果が出た介入が，必ずしも現実的条件下でも有効とは限らないことです。たとえば，費用や時間がかかったり，高度に訓練されたスタッフを必要とするようでは，効能試験では有効でも，効果試験では有効性を発揮することはできません。Glasgowらは，こうした，効能試験と効果試験の間の不連続性を指摘した上で[7]，そのギャップを埋めるための様々な方策を提案しています。その議論の詳細については，原著を読んでいただくこととして，彼らの主張の主なポイントは，効果試験だけではなく，効能試験も，現実応用性の高い条件下で行われるべきだということです。

現実応用性のない介入に労力を費やす無駄を避けるためには，費用，実施に当たる人に求められる専門性の程度，介入（治療）のニーズのある人々の介入への参加意欲などについて，慎重な検討が必要です。この点については，第10章でさらに詳しく解説します。

> 非常に費用がかかり，実施に高度の専門性を要するような介入は，現実社会に適用することはできない。

実施に非常に費用がかかったり，実施に高度の専門性を要するような介入は，現実社会に適用することはできません。たとえば，途上国に多いマラリアなどの疾患の治療は，いかに優れた治療であっても，高額過ぎたり，臨床検査に高度の技術を要するようでは，途上国に応用することはできません。

ニーズのある多くの人々を「適用外」としてしまうような介入も，現実社会への応用には限界があります。たとえば，ある種の健康状態（例：外来受診が可能）あるいは生活条件（例：電話を所有すること）を適用条件とする場合がそれに当たります。たとえば，慢性疾患の管理を向上させる介入（例：受診時の栄養指導や公共施設での運動指導）を開発しても，外来受診のできない在宅者やホームレスの人々にそれを適用することはできません。

> 研究から除外される想定対象者の割合が大きい介入は，現実社会への適用は難しい。

介入の現実性を判定する1つの目安は，その介入（治療）が想定する対象者の中で，研究から除外されてしまう人々の割合です。その割合が非常に大きい場合には，いかに効果的であっても，その介入は現実的であるとは言えません。たとえば，Wolchikらは，ある理論に基づいて，親が離婚した思春期児童のメンタルヘルスと問題行動を改善するための，2つの介入研究を実施してしま

---

[7] Glasgow, R. E., Lichtenstein, E., and Marcus, A. C. "Why don't we see more translation of health promotion research to practice? Rethinking the efficacy-to-effectiveness transition." *Am. J. Public Health* **93** (2003): 1261–7.

す[8]。1つは，母親を対象とした11のグループセッションと2つの個別セッションを介入とする研究（研究1），もう1つは，それに，子どもを対象とした11のグループセッションを加えた研究です（研究2）。コントロール群の児童には，離婚後の適応に関する冊子が配られました。

この研究では，介入後6年目の比較で，介入を受けた子ども（研究1の母親の子ども，研究2の子ども）では，コントロール群の子どもに比べて，精神障害関連症状が少なく，また，飲酒や薬物使用の経験頻度も少ないことが示されました。これは，重要な効果であり，しかも長期間その効果が継続していたことは注目に値します。しかし，果たしてこの介入は，現実的と言えるでしょうか？私には，以下に述べる理由からそうは思えません。

この研究では，離婚訴訟記録からのランダム抽出，紹介，メディア広告への応募を通して1816家族をリストアップし，そのうち1331家族と電話で接触し，その中から，包含基準 inclusion criteria（例：母親も子どもも精神科的治療を必要とする状態ではない，母親に同居している男性パートナーがいない，母親が研究期間中に再婚する予定がない，母親も子どもも英語が流暢である）を満たした671家族が選ばれました。そして，そのうち453家族に対して家庭訪問が行われ，341家族が参加に同意し，315家族で事前調査が行われました。そして，その段階で，49家族が包含基準を満たしていないことが分かり，26家族が，参加を撤回しました。その結果，残ったのは240家族で，これらの家族が，ランダムに3群に割り付けられました。割り付け後に，さらに26家族が参加を取りやめたため，最初の1816家族のうち，研究に最後まで参加したのは，結局214家族（12％）に過ぎませんでした。

研究に参加した家族には謝金が支払われましたが，それがなかったら，参加率はさらに低かったと考えられます。したがって，たとえこの研究で効果が認められたとしても，謝金が払われることのない現実社会において，果たしてどれだけの離婚家族が，こうした大掛かりな介入プログラムに参加するかは大いに疑問があるところです。しかも，仮に，すべての離婚家族が介入プログラムに参加したとしても，この研究と同じ結果が得られるとは限りません。なぜなら，この研究に参加しているのは，当初確認された離婚家族のごく一部に過ぎないからです。

この研究に要した費用は記載されていませんが，非常に多くのセッションが含まれていること，修士学位を有する非常に熟練した専門家がセッションを担当していることから，多額の費用を要した研究だと推測されます。しかし，たとえ，十分な費用があったとしても，介入の実施に際して，修士学位を持つ専門家を確保することは，現実的ではありません。

この研究に対する私の見解は，厳しすぎると思われる方もいるでしょう。しかし，私があえてこの研究を取り上げたのは，この研究が，重要な社会的問題

---

[8] Wolchik, S. A., Sandler, I. N., Millsap, R. E., et al. "Six-year follow-up of preventive interventions for children of divorce." *JAMA* **288** (2002): 1874–81.

に対する重要な研究だと思うからです。研究レベルの介入が現実的条件下にも適用できるかどうかを判断することは簡単ではありませんが，研究の開始時点から，「現実への応用（translation）」の問題を考慮し，幅広い応用が可能な介入を開発する努力が求められます。

3 評価と介入

3.1 ステークホルダーとどのように関わるか？

介入の開発に当たっては，ステークホルダー stake holder をそのプロセスに加えることが不可欠ですが，介入の評価にも，ステークホルダーの関与が非常に大切です。

> ステークホルダーの関与が重要。

ここで言う「ステークホルダー」とは，コミュニティのメンバー，産業界の人々，アドボカシー団体，患者，教師，親，行政官などを指し，評価対象となる介入プログラムによって異なります。ステークホルダーは，評価に不可欠の存在であり，研究者だけでは見逃しがちな重要な問題や間違いの指摘，介入の開発，予備調査，対象者のリクルートの援助，必要な組織からの支援の取り付け，データの解釈，研究成果の普及など，研究の様々な側面に対する支援を期待することができます。

> コミュニティ諮問委員会を設ける。

介入プロジェクトを立ち上げる場合には，コミュニティ諮問委員会 community advisory committee や，研究に興味があっても，日常的には関われない人々のための公開フォーラムを設けるようにしましょう。また，関係者と毎月の定例会議を設ければ，アイデアや情報の交換を継続する上で大いに役立ちます[1]。研究費が獲得できたら，委員会のメンバーには，その貢献を評価する意味で，手当てを支払うようにします（訳注：委員の側にも責任感が高まるという効果も期待できます）。

---

[1] 評価におけるステークホルダーの関与のあり方についてさらに詳しく勉強したい人は，CDC の「Framework for program evaluation in public health（公衆衛生におけるプログラム評価の枠組み）」 *MMWR* **48** (1999) (RR11): 1–40. www.cdc.gov/mmwr/preview/mmwrhtml/rr4811a1.htm を参照してください。

3.2 介入を評価するために，どのようなデータを集める必要があるか？

デザイン段階から介入に関われる人は，事前に評価方法を計画しておくことができるという点で，介入を評価するだけの立場にある人に比べて，はるかに恵まれた立場にあると言えます（**3.4**）。

> 介入前，介入中，介入後にデータを収集する。

評価においては，最低でも，介入前，介入中，介入後に測定（データ収集）をする必要がありますが（**表 3.1**），各時期に複数の測定を行うことができれば，評価の妥当性をさらに高めることができます。なぜなら，介入前に複数の測定をしておくことができれば，介入とは無関係なアウトカムの時間的変動（減少もしくは増加傾向）の有無を確かめることができ，介入期間中であれば，介入に量-反応関係（例：介入が長くなるほど，アウトカムの変化が大きくなるといった関係）の有無を検討することができ（注：量-反応関係が存在すれば，介入の効果であることの妥当性が高まります），また，介入後であれば，介入の効果が減衰していくのか，増加するのか，同じレベルに維持されるのかを知ることができるからです。

3.3 コントロール群（比較群）をどのように選択するか？

測定の時期や回数に加えて重要なのは，コントロール群を設定するかどうかです。コントロール群のない1群介入前後比較デザインでも，評価を行うことは可能ですが（**1.2.A**），コントロール群を設定すれば，その妥当性を大きく高めることができます。

表 3.2は，コントロール群の様々なタイプと，それぞれの利点と欠点をまとめたものです。ランダム割り付けで設定され，かつ介入群と並行して観察されるのが最高のコントロール群で（ランダム化同時[並行]コントロール concurrent randomized control），このコントロール群には，介入群との間に一切のバイアスがないことを期待できます。しかし，いつもこうしたコントロール群を設定できるわけではなく，それが，非倫理的なことや，不可能なことも少なくありません（例：薬物使用の予防を目的とする研究に，子どもを，介入群

> バイアスのないコントロール群の設定は，ランダム割り付けでのみ可能である。

表 3.1　介入評価におけるデータ測定とその理由

データ測定時点	理由
介入前にアウトカムを反復測定する。	介入実施前に，アウトカムの動きに何らかの傾向がないかどうかを確認する。
介入実施中にアウトカムを反復測定する。	介入効果に量-反応関係がないかどうかを確認する。
介入後にアウトカムを反復測定する。	介入の効果が減衰するか，持続するか，増加し続けるかを確認する。

表 3.2 コントロールのタイプ別の利点と欠点

コントロールのタイプ	利点	欠点
ランダム割り付けによるコントロール	測定された要因，未測定要因を含むあらゆる要因を群間で等しくすることができる。プラセボやマスク化（盲検化）を用いることができる。	ランダム割り付けが非倫理的もしくは非現実的な場合がある。
待機コントロール（ランダム割り付けによる）	あらゆる要因について群間を等しくすることができる。すべての対象者に介入を提供でき，それを対象者も知ることができる。	対象者にも研究者にも割り付け内容をマスクすることができない。
待機コントロール（ランダム割り付けによらない）	臨床現場に向く（一度に限られた数の人々にしか介入を実施できない場合）。介入に適した人や介入を希望する人だけが対象となる。	対象者にも研究者にも割り付け内容をマスクすることができない。最初に介入を受ける群の人々と待機群の人々の間で特性が異なる可能性がある。
同時コントロール（研究に実際に参加）	コントロールは介入を受けないため，研究がより単純で費用も少なくて済む。	介入群の人々とコントロール群の人々の間で特性が異なる可能性がある。自分に利益がないため，対象者がコントロール群に参加したがらない可能性がある。
同時コントロール（既存データを利用）（例：診療録）	コントロールを募集する必要がない。	介入を受ける人々とコントロールとなる人々との間で特性が異なる可能性がある。既存データに頼るため，対象者が途中で追跡不能となったり，イベントが生じても把握できないことがある。
ヒストリカルコントロール	データはすでに収集済みである。	介入を受ける人々とコントロールとなる人々の間で特性が異なる可能性がある。時間的なずれによって，バイアスが混入することがある。

と非介入群にランダムに割り付けることは許されません）。また，たとえ，倫理的に問題はなくとも，コントロールであることが分かってしまうような研究に，対象者全員が最後まで参加することを期待するのは無理があります（注：薬物の治験であれば，プラセボの使用で対処できますが，それ以外のタイプの介入では，プラセボ的状態を設定することは容易ではありません）。

ランダム化同時コントロールが設定できない場合の現実的選択は，待機コントロール waiting-list control（注：遅延コントロール delayed control とも言います）を設けることです。この場合，対象者を，まず，介入群と非介入群にランダムに割り付け，非介入群には，介入群の介入が終了した直後から，介入を提供

> 待機コントロールを用いれば，ランダム化と，すべての対象者への介入の提供を同時に実現できる。

することを約束するというやり方をします。たとえば，Stein らは，暴力の被害者で心的外傷後ストレス障害 posttraumatic stress disorder（PTSD）に陥った人々に対する認知行動療法の効果に関するランダム化比較試験[2]において，PTSD を患った対象者を無治療のまま放置することは非倫理的と考えられたため，コントロール群には，待機コントロール群を用いています。この研究の結果，介入群では，待機コントロール群に比べて有意に PTSD の症状が少ないこと，うつ症状が少ないこと，心理社会的機能が高いことが示されました。また，待機コントロール群が介入を受けた後での両群の比較では，これら 3 つすべての指標について，両群間に差がなかったことが確認されています[3]。ただ，残念なことに，この研究では，待機コントロールのマスク化（盲検化）やプラセボ処置は行われていません。

待機コントロールをランダムに設定することが難しいこともあります（例：行政サービスの効果評価）。しかし，ランダムに割り付けられた待機群ではなくとも，介入（治療）が 1 度に限られた数の人々にしか実施できない場合には，介入（治療）を待つ間の期間を，コントロールとして観察させてもらえる可能性があります。

たとえば，臓器移植の効果に関する研究では，移植の順番を待っている人々がコントロール群として用いられることがよくあります。Venstrom らは，腎機能が正常な糖尿病患者における膵臓移植の効果を評価するために，移植を待っている患者と予後を比較し[4]，時間依存性変数 time-dependent variable（**9.1**）を用いて，膵単独移植を受けた患者が，移植を待っている患者よりも，死亡率が高い（リスク比＝1.57，95％ CI 0.98〜2.53）ことを示しています。

ランダム割り付けによらない待機コントロールを用いる場合には，介入（治療）を受ける群と待機群との間には，ベースライン特性の違いが存在する可能性があります。この膵臓移植の研究では，移植を受ける人々と，待機している人々の間には，年齢，性別，合併症を含む多くの予後因子について，ほとんど差がないことが示されていますが，人種面での違いがあり，待機群では，非白人系の割合が高くなっていました。もちろん，多変量解析（第 7 章）を用いれば，ベースライン特性の違いを統計学的に調整することはできますが，それは，「測定された」特性に対してのみであり，ランダム割り付けでない場合には，何らかの「未測定の」特性によって，結果がバイアスを受けている可能性を否定することはできません。

> 非ランダム化研究では，待機コントロール群と介入群の間で，ベースライン特性が異なる可能性がある。

---

[2] Stein, B. D., Jaycox, L. H., Kataoka, S. H., et al. "A mental health intervention for schoolchildren exposed to violence: a randomized controlled trial." *JAMA* 290 (2003): 603–11.

[3] 介入群と待機コントロール群にランダムに割り付ける代わりに，対象者を 2 つの種類の異なる介入群に割り付け，回復期間を置いた後に，介入の種類を入れ替えて，介入を実施するというデザインがあります。これを，クロスオーバーデザインと言います。これについて，もっと詳しく知りたい方は，拙著 Katz, M. H. *Study Design and Statistical Analysis: A Practical Guide for Clinicians.* Cambridge: Cambridge University Press, 2006: pp. 18–19 をご参照ください．

[4] Venstrom, J. M., McBride, M. A., Rother, K. I., Hirshberg, B., Orchard, T. J., and Harlan, D. M. "Survival after pancreas transplantion in patients with diabetes and preserved kidney function." *JAMA* 290 (2003): 2817–23.

3 評価と介入

> 待機者リストから選ばれた患者は，介入への適格性を有し，かつ介入を希望している点で介入群と共通性が高い。

しかし，たとえ，ランダム割り付けによるものではなくても，待機コントロールは，他の非ランダム化コントロールに比べて，重要な利点があります。それは，待機者リストから選ばれた患者は，その介入（治療）に対する適格性を有している人々で，かつ介入（治療）を希望しているという点で介入群と共通性が高いことです。これに対し，待機者リストではなく，たとえば，病院の全患者リストから腎機能が正常な糖尿病患者を選ぶといった場合には，膵臓移植が必要でありながら移植の適格性がない患者（例：よく飲酒する人）や移植を希望しない患者などが含まれる可能性があり，移植を受ける患者と比較可能とは限りません。待機コントロールが設定できない場合の次善策は，同時［並行］コントロール concurrent control（介入群と同じ期間並行して観察する群）を用いることですが，同時コントロールには，以下のようないくつかの問題があります。

その第1は，介入を全く受けない人に，単にコントロールとして参加してもらうことが難しいことで，参加に伴う負担が大きい場合は特にそうです（例：面倒なインタビューや質問票調査，臨床検査を伴う場合）。この問題は，謝金や謝礼の提供や，医学の進歩への貢献という研究の意義を分かってもらうことで，解決できることもあります。

しかし，同時コントロールに伴うもっと厄介な問題は，介入に同意する人々と，コントロールになることに同意する人々の間で，特性が異なる可能性があるということです。ベースライン時点（介入前）で，両群の特性を測定しておけば，後で層化 stratification や多変量解析を用いて調整 adjust することができますが，これらの方法を用いても，バイアスを完全に除去することはできません（訳注：未測定の何らかの特性によるバイアスの可能性が常に残るため）。

一方，同時コントロールには，介入に多額の費用がかかる場合，待機コントロールよりもコストが少なくて済むという利点があります（訳注：待機コントロールでは，後で介入を実施しなければならないが，同時コントロールでは，その必要がないため）。

> 診療録などを利用できれば，同時コントロールの設定は難しくない。

同時コントロールのデータを，診療録などから集められる場合には，同時コントロールの設定はそれほど難しくありません。たとえば，Two Feathers らは，2型糖尿病を有するアフリカ系アメリカ人とラテン系アメリカ人の生活習慣に対する介入の効果を評価する研究を行っています[5]。介入は，患者やその家族たちとの密接な協働によってデザインされました。研究に対する根強い不信感に配慮して，ランダム割り付けは行わず，介入群は希望者とし，コントロール群は，同じ医療システムの中で治療を受けている糖尿病患者の中から，ランダムに抽出したサンプルを用い，介入の評価は，介入群とコントロール群の間で，Hb$_{a1c}$（グルコシル化ヘモグロビン）値を比較することによって行われました。このデザインが可能であったのは，Hb$_{a1c}$ が糖尿病患者のルーチンの検査項目となって

---

[5] Two Feathers, J., Kieffer, E. C., Palmisano, G., et al. "Racial and ethnic approaches to community health (Reach) Detroit partnership: improving diabetes-related outcomes among African-American and Latino adults." *Am. J. Public Health* **95** (2005): 1552–60.

いたためですが、逆に、このコントロール群では、Hb_{a1c} 以外のアウトカム（糖尿病管理に必要な食事に関する知識、栄養管理の具体的実施状況、野菜の消費）についてのデータは存在しなかったため、これらのアウトカムについては、介入群において、1群介入前後比較デザインを用いた評価が行われました。

　ヒストリカルコントロール historical control（訳注：過去のデータを用いて設定されたコントロール）が用いられることもありますが、このコントロールでも、バイアスが問題となります。なぜなら、このコントロールの人々は、介入群とは集団特性が異なる可能性があり、また、仮に集団属性が全く同じであったとしても、測定が行われた時期が異なるため（過去のデータであるため）、その間に生じた時間的変化 temporal change に伴うバイアスが混入してしまう可能性があるからです。しかし、利点もあります。その1つは、ヒストリカルコントロールのデータが介入実施時期以前のものであれば、介入とは全く無関係にコントロール群を設定できるため、介入を受ける意志や受ける能力による交絡 confounding を避けられることです。

　たとえば、Golden らは、AIDS 患者におけるペンタミジン吸入のニューモシスティス肺炎予防効果を評価するための研究に、ヒストリカルコントロールを用いています[6]。この研究が行われた時点（1987年）では、ニューモシスティス肺炎の予防薬は1つもなく、かつニューモシスティス肺炎の再発リスクは非常に高く、致死率も高かったため、倫理性の観点から、コントロール群には、プラセボ群ではなく、ペンタミジン吸入療法導入以前の患者がヒストリカルコントロールとして用いられたのです。この研究の結果、ペンタミジン吸入療法は、ニューモシスティス肺炎の再発率を大きく低下させることが明らかとなりました（**図 3.1**）。ヒストリカルコントロールは、コントロールとしては、最も弱いコントロールですが、この研究によって、ペンタミジン吸入療法が予防法として有効であることが初めて証明されたのです。

> ヒストリカルコントロールは、最も弱いコントロールである。

3.4 既存の介入の効果を評価する場合のデータの集め方とコントロールの設定について

> 法律，規制，行政施策は，評価計画を立てることなく実施されることが多い。

　介入は、適切なコントロールを設定し、かつ介入の前、途中、後に測定を行うのが理想的ですが、実際には、評価を全く念頭に置くこともなく、「有効であることを前提として」（！）介入が行われることが少なくありません。たとえば、法律、規制、行政施策などがその例です。

　しかし、こうした介入でも、評価方法を工夫することによって（注：容易ではありませんが）、その効果を測定することができます。たとえば、タバコに対する規制（例：若年者への販売の禁止、レストランでの禁煙）がその例で、一部の地域で有効性が確認された後、他の地域にも広がっていきました。

---

[6] Golden, J. A., Chernoff, D., Hollander, H., Feigal, D., and Conte, J. E. "Prevention of *Pneumocystis carinii* pneumonia by inhaled pentamadine." *Lancet* (1989): 654–7.

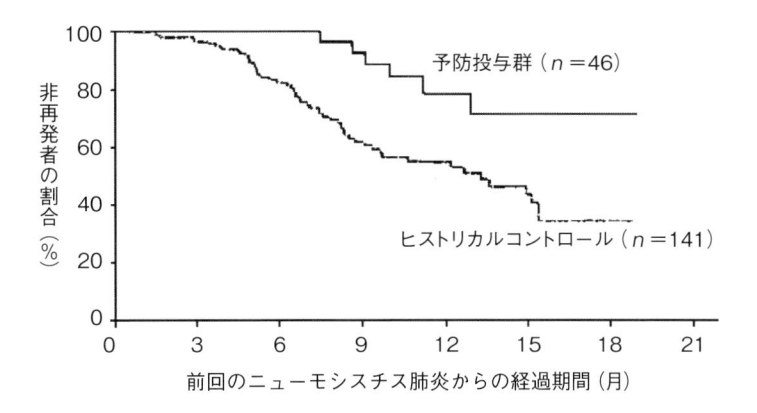

図3.1 ペンタミジン吸入予防治療を受けた患者とヒストリカルコントロールにおけるニューモシスチス肺炎再発までの期間の比較。Golden, J.A., et al. "Prevention of *Pneumocystis carinii* pneumonia by inhaled pentamadine." *Lancet* (1989): 654–7 から Elsevier 社の許可を得て引用。

また，たとえ，介入の開発に直接関わっていなくても，開発のプロセスを注意深くフォローすることによって，その介入が実施される前に事前測定を行っておくことができます。また，注意深く探せば，既存のデータやコントロールを介入の評価に使うこともできます。**表 3.3** は，評価に利用できる既存のデータやコントロールの情報源を示したもので，それを用いた介入研究の実例も示されています。

> 電子カルテは，データやコントロールの収集に利用できる。

電子カルテの発達によって，患者のコホートを，簡単に，かつ，前向きにも後ろ向きにも設定できるようになり，介入前後の比較や，コントロールの選択ができるようになってきました。たとえば，米国の退役軍人病院には，膨大な患者データベースが構築されており，Concato らは，それを用いて，前立腺がん検診の効果に関するケースコントロール研究を行っています[7]。彼らは，データベースの中から，1989 年と 1990 年にニューイングランドの 10 の退役軍人病院の救急外来を受診し，かつ 1991 年までに前立腺がんと診断されていなかった 50 歳以上の 7 万 1661 人の患者を抽出し，さらに，その中から，1991 年から 1995 年までの間に，前立腺がんと診断され，1999 年までに死亡した 501 人（ケース）を抽出するとともに，同じ時期に前立腺がんと診断されず，かつ，年齢と受診した医療機関をマッチさせた 501 人のコントロールを抽出しました。

この研究では，人種と併存疾患を調整した分析が行われ，その結果，前立腺がん検診受検の有無と死亡の間には，関連 association がない（オッズ比＝1.08，95％信頼区間 0.71〜1.64，*P*＝0.72）ことが示されました。つまり，前立腺がん検診には，死亡率を低下させる効果はないということです。この研究が行わ

---

[7] Concato, J., Wells, C. K., and Horwitz, R. I., et al. "The effectiveness of screening for prostate cancer: a nested case-control study." *Arch. Intern. Med.* **166** (2006): 38–43.

表3.3　介入評価に利用可能性のある既存データの例

既存データの種類	例
電子診療録（電子カルテ）	10の退役軍人病院の患者カルテを利用して，前立腺がん検診が死亡率に与える効果を研究する[a]。
進行中のコホート研究	閉経後のホルモン補充療法の効果を，Nurses' Health Study（看護師ヘルス研究）のデータを利用して研究する[b]。
定期的な集団調査	無保険の人々の医療アクセスに対するMedicaid加入の効果を，National Health Interview Survey（全国ヘルスインタビュー調査）で長期にわたって蓄積されたデータを用いて比較検討する[c]。
行政のデータベース	教習を受けて自動車免許を取得することが，16歳の自動車事故の頻度に及ぼす影響を，ミシガン州警察の3年間の交通事故データを用いて分析する[d]。
保険もしくは薬局データベース	Medicaidの処方薬データベースを用いて，処方の事前審査制の導入が，長時間作用性のオキシコドンの処方をどの程度減少させるかを，事前審査制が導入されていない州と比較して分析する[e]。
疾患登録データベースや臨床手技データベース procedure databases	薬剤放出性ステントの効果と冠動脈バイパス術の効果を，2つの登録データベース（Cardiac Surgery Reporting System と Percutaneous Coronary Intervention Reporting System of New York）から患者を抽出して分析する[f]。
出生登録と死亡登録	国家による保険制度が平均寿命に及ぼす影響を，台湾の人口動態登録データを用いて分析する[g]。

[a] Concato, J., Wells, C. K., and Horwitz, R. I., et al. "The effectiveness of screening for prostate cancer: a nested case-control study." *Arch. Intern. Med.* **166** (2006): 38–43.
[b] Grodstein, F., Martinez, M. E., Platz, E., et al. "Postmenopausal hormone use and risk for colorectal cancer and adenoma." *Ann. Intern. Med.* **128** (1998): 705–12.
[c] Haberer, J. E., Garrett, B., and Baker, L. C. "Does Medicaid managed care affect access to care for the uninsured?" *Health Affairs* **24** (2005): 1095–1105.
[d] Shope, J. T., Molnar, L. J., Elliott, M. R., and Waller, P. F. "Graduated driver licensing in Michigan: early impact on motor vehicle crashes among 16-year-old drivers." *JAMA* **286** (2001): 1593–8.
[e] Morden, N. E., Zerzan, J., Rue, T. C., et al. "Medicaid prior authorization and controlled-release oxycodone." *Med. Care* **16** (2008): 573–80.
[f] Hannan, E. L., Wu, C., Walford, G., et al. "Drug-eluting stents vs. coronary-artery bypass grafting in multivessel coronary artery disease." *N. Engl. J. Med.* **358** (2008): 331–41.
[g] Wen, C. P., Tsai, S. P., and Chung W.-S. I. "A 10-year experience with universal health insurance in Taiwan: measuring changes in health and health disparity." *Ann. Intern. Med.* **148** (2008): 258–67.

> 介入の評価に使える既存のコホートの有無を検討する。

れた時期は，前立腺がん検診には死亡率を下げる効果があると信じられており，ランダム化比較試験を行うことは倫理的に問題であると考えられていたことに注意してください。

介入の評価に診療録データを用いることの問題は，記録（電子媒体であれ紙媒体であれ）の中に，研究に必要なデータが含まれているとは限らないこと，ま

た，患者が通院しなくなって記録が途切れていても，その理由が不明なことが少なくないことです。

　これに対し，新たにコホートを設定する場合は，こうしたデータの欠損や対象者の脱落の問題は少なくて済みます。なぜなら，新たな研究では，対象者に，定期的な通院や，決まった書式へのデータの記入を依頼することができ，また，研究者も，対象者と常に接触を保つ努力を払うことになるからです。たとえば，Nurses' Health Study（看護師ヘルス研究）は，最も大規模でかつ優れたコホート研究として知られていますが，Grodstein は，このコホートを用いて，閉経後のホルモン剤使用が結腸直腸がんに及ぼす影響について検討しています[8]。このコホートでは，5万9002人の女性看護師に対して，14年間にわたって，隔年で行われた質問票調査のデータが蓄積されており，Grodstein はそれを利用して，自己申告によるホルモン使用と結腸直腸がんの罹患歴との関係を分析しました。ホルモン使用者は頻繁に検診を受ける傾向があり，それによるバイアスを避けるために，S字結腸鏡検査受検経験のある女性を除外した分析が行われ，その結果，ホルモンを使用している人では結腸直腸がんのリスクが減少することが示されました（リスク比＝0.64，95％信頼区間 0.49〜0.82）。これは，ネステッド・ケースコントロール研究 nested case control study（訳注：コホートの内部で，ケースとコントロールを設定して行われるケースコントロール研究）と呼ばれるタイプの研究デザインですが，データが研究目的で集められ，分析しやすい形式で集められているため，時間や経費の面で非常に効率の高い研究デザインと言うことができます。

> ネステッド・ケースコントロール研究は，時間や経費の面で非常に効率性が高い。

　行政上の目的で定期的に行われる集団調査 survey では，毎回同じ質問が含まれるため，介入前後の比較を行うことができます。たとえば，米国の National Health and Nutrition Examination Survey（NHANES：国民栄養調査）では，毎年，ランダムに抽出された5000人の米国民のサンプルに対して，インタビュー調査と医学検査が行われています。こうした定期的集団調査のデータを用いて，コントロール群の設定を行うこともできます。たとえば，介入が行われた州における介入前後のアウトカムの変化を，介入が行われていない州における同じ時期の変化と比較するといったことです。

> 定期的に行われる集団調査には，毎回同じ質問が含まれる。

　自治体には，地域，州，連邦，それぞれのレベルで，行政上のデータベースが整備されており，しばしば忘れられがちですが，これらも優れたデータソースとなり得ます。たとえば，交通事故や警察関連のデータ，拘置所・刑務所関係のデータ，薬物使用者，自死，法医解剖関連のデータ，補足的所得制度 supplemental income（注：貧困高齢者／障害者／視覚障害者に対する所得保障プログラム）の記録などがあります。

> 自治体の行政データベースは，忘れられがちだが，介入評価に利用できることがある。

　近年，保健医療サービスに関する研究では，保険や薬局のデータベースを用いた研究が爆発的に増加しています。これらの中で，すべての対象者とその対

---

[8] Grodstein, F., Martinez, M. E., Platz, E., et al. "Postmenopausal hormone use and risk for colorectal cancer and adenoma." *Ann. Intern. Med.* **128** (1998): 705–12.

象者が受けたすべてのケアを網羅的に含むデータベースは最も利用価値が高く，たとえば，MedicareやMedicaidがその例です。Medicareのデータベースには，65歳以上のほぼすべての米国国民について，病院で受けたケアの内容が，入院した病院にかかわらず，すべて記録されています。一方，Medicaidは，米国の低所得者層を対象とした公的医療保険で，そのデータを用いて，州ごとに異なる医療政策の効果を比較することができます。医療保険会社も，顧客が受けたケアに関するデータベースを保有しており，また，国民皆保険の国では，すべての国民について，受療情報が記録されています。

医療保険で得られる情報以上の情報が必要な場合には，疾患別あるいは介入別のデータベースが特に役立ちます。医療保険の記録からは，ある疾患に罹患している人々（注：国際疾病分類のコードによる），あるいは，ある治療を受けた人々を特定することができますが，残念ながら，そうしたデータベースには，一般に，その疾患の発症時期，治療の詳細な内容（例：治療を受けるまでの待機期間，治療の後遺症など）に関する情報は含まれていません。

出生登録や死亡登録は，死亡率や平均寿命を算出する上で不可欠の情報ですが，出生登録には，出生体重など付加的な情報も含まれており，死亡登録には，一般に，死因やその関連要因に関する情報も含まれています。

ある種の介入を評価するためには，**表3.3**に示したデータベースのいくつかをリンクして用いなければならないことがあります。たとえば，Lipscombeらは，糖尿病におけるチアゾリジンジオーネ thiazolidinediones（TZD）の使用と，心血管系疾患との関連に関する研究を行っています[9]。この研究では，処方記録に関するデータベース（血糖降下剤使用者の同定）と，救急医療データベース（救急治療室の記録），病院データベース（入院記録），団体医療保険データベース（医師の記録），人口動態データベース（属性と死亡），疾患別データベース（糖尿病患者の同定）がリンクして用いられ，その結果，TZDの治療を受けた人では，うっ血性心不全，急性心筋梗塞，死亡のリスクが高いことが示されました。

表3.3に示したどのデータベースも，コントロール群の設定に用いることができますが，ランダム割り付けやそれに相当する形で研究群が設定されることはあまりありません。例外は，ランダムサンプリングに基づいて行われる（米国）政府の介入で，たとえば，低価格住宅は，ある募集期間中に応募した，適格基準を満たす人々の中から，ランダムな抽選に基づいて，その購入権が与えられます。抽選に使われたリストから，抽選に外れた人々をランダムに選べば，ランダム割り付けに相当する形で，コントロール群を設定することができ，これにより，住宅政策の効果を，非常に厳密に評価することができます。

しかし，こうした例は稀で，一般には，ランダム割り付けによらないコントロール（例：前述した前立腺がんや大腸がんの研究のコントロール）が用いられ

---

[9] Lipscombe, L. L., Gomes, T., Levesque, L. E., Hux, J. E., Juurlink, D. N., and Alter, D. A. "Thiazolidinediones and cardiovascular outcomes in older patients with diabetes." *JAMA* **298** (2007): 2634–43.

3 評価と介入　33

ます。たとえば，法律の効果や医療機関の医療の質などを評価する場合には，他の町，市，州，国から選ばれたサンプルがコントロールとして用いられます。

以上，事前の評価計画なしに実施された介入の評価方法について解説してきましたが，ここで，この種の研究の利点を2つ指摘しておきたいと思います。その第1は，自分で介入を実施する必要がないため，費用が少なくて済むことです。第2は，介入対象の規模によっては，ネガティブな研究（＝介入の効果がなかった研究）でも，ポジティブな研究と同等のインパクトを持ち得るということです。なぜでしょうか？　それは，既存の介入に効果がないことが分かれば，その介入を取りやめることによって，無駄な社会的コストを削減できるからです。そして，それによって，何の根拠もなく行われていた介入の廃止や，新しい介入法の開発につながる可能性があります。ネガティブな研究結果に関する問題は，**9.8** で詳しく取り扱います。

> 既存の介入の評価は，非常に費用対効果が高い。

3.5 どのようなアウトカムを測定するべきか？

プログラムの有効性の判断における評価の必要性に異論を唱える人はいないと思いますが，何をもって有効と見なすかについては，人によって，その考えは非常にまちまちです。

私はかつて，医療界，産業界，市民，労働組合の代表からなるグループと，サンフランシスコ市における皆保険プログラムの開発について会合を持ったことがあります。その間中，多くの参加者が，プログラム評価の重要性を指摘しました。そこで，私はあるとき，5年後を想定したときに，どういうアウトカムが出れば，プログラムが成功したと言えると思うかと尋ねてみました。答えは人によってまちまちで，比較的多かったものは，医療サービスへの満足度の上昇，予防医療の充実，救急外来患者数の減少，健康レベルの向上，医療費の減少でした。これらのアウトカムは，いずれも重要ではありますが，その測定には，それぞれ多少異なるアプローチが必要となります。

> プログラム評価の企画で最も重要なことは，評価対象とするアウトカムを決定することである。

そのため，プログラムの評価を企画するに当たっては，どのアウトカムを評価に用いるかを予め明確にしておかねばなりません。理想的なアウトカムがあっても，それを用いることができないこともあります。たとえば，医学的介入にとっては，生存期間の延長は一般に最も重要なアウトカムですが，研究期間が比較的短い場合には，死亡をアウトカムにすることはできません。

> 短期指標とは，アウトカムと関連が強く，かつアウトカムよりも早期に発生するため，短期間により多くの観測数を得ることができる指標のことを言う。

目的とするアウトカムの発生に時間がかかる場合には，短期指標 proximal marker が用いられます。短期指標とは，アウトカムと非常に関連が強く，しかも早期に発生する指標のことを言い，短い追跡期間の間により多くの観測数を得ることができる利点があります。たとえば，グリコシルヘモグロビン（Hb_{a1c}）は，糖尿病の合併症と強い関連があり，糖尿病の管理状態の指標として用いられています。

3.6 なぜ，対象者の介入への実際の曝露を測定しなければならないのか？

介入研究の経験のない人は，介入群の人々は全員介入を受け，非介入群の人々は全員介入を受けないと単純に考えるかもしれません。そうであれば，介入試験の結果の解釈は非常に簡単です。しかし，現実はそう甘くはありません。本来介入を受けるはずの人が介入を受けず，逆に，受けるはずではなかった人が介入を受けるということが稀ならず起こるため，誰が実際に介入を受けたのかを正確に把握しなければなりません。介入が一見有効と思われる場合でも，介入群の人が確実に介入を受け，非介入群の人が，介入を受けていないことが確認できれば，結論の妥当性を一層高めることができます。

> 介入への"実際の"曝露を測定しよう。

介入への曝露は，単に，その有無だけではなく，可能な限り曝露の強度 intensity（例：薬物の服薬率，来院回数）を測定する必要があります。そうすれば，量–反応関係（受けた介入の程度が大きいほど変化が大きいという関係）の有無を検討できるからです。量–反応関係があれば，因果関係 causal relationship，つまり，その介入が変化の原因であるという推論の妥当性が高まります。逆に，介入群のほぼ全員が，全く，あるいはほとんど介入に曝露されていなかったとすれば，生じた変化は，介入以外の何らかの原因によることになります。

> 介入への曝露の強さを測定しよう。

介入に一見効果がないと思われる場合には，①介入に本当に効果がなかった，②介入に曝露された介入群の対象者が少なかった，③介入に曝露された非介入群の対象者が多かった，という3つ可能性を慎重に検討しなければなりません。介入に効果がなかった原因が分かれば，次の介入研究にその教訓を生かすことができるからです。

②の例としては，O'Loughlin らが，ケベック州のモントリオールの低所得者層を対象に，心血管系疾患に関するコミュニティベースの介入の評価を行った研究があります[10]。この研究では，近くのコミュニティがコントロールに用いられましたが，介入後3年目に評価したところ，介入を行ったコミュニティでも，コントロールのコミュニティでも，喫煙率や高脂肪摂取の低下は認められず，ただ，運動についてだけは両コミュニティで増加が認められました。しかし，介入（健康増進プログラム）に参加した住民はごくわずかで，歩行クラブ，健康な食生活と体重減少のためのワークショップ，ビデオ教育，競技会に参加した住民は，いずれも 1.5％未満に過ぎず，介入が効果を発揮したとは，とても言える結果ではありませんでした。

③の例として，病院における，医師を対象とした院内感染防止教育プログラム（例：手洗いの励行，抗生物質の適切な使用）を介入とするランダム化比較試験を考えてみましょう。この場合，非介入群に割り付けられた医師は，同じ院

> コントロール群のメンバーが，介入に曝露されると，"混入"が生じる。

---

[10] O'Loughlin, J. L., Paradis, G., Gray-Donald, K., and Renaud, L. "The impact of a community-based heart disease prevention program in a low-income, inner-city neighborhood." *Am. J. Public Health* **89** (1999); 1819–26.

内の介入群に属する他の医師の行動を見て，自分の行動を変えてしまう可能性があり，これを混入 contamination と言います。混入を防ぐには，クラスターデザイン（介入を，個人単位ではなく，病院単位，学校単位とするデザイン）などを用いる必要があります（**4.5**）。

3.7 コホート研究を行うべきか，連続横断研究を行うべきか？

1.2.A で解説したように，介入前後の比較には，2つの方法があります。1つは，同じグループの人々を経時的に追跡測定する方法（縦断研究 longitudinal study＝コホート研究 cohort study），もう1つは，同じ集団から経時的にサンプルを抽出して測定する方法（連続横断研究 serial cross-sectional study）です（**表 3.4**）。

コホート研究は，連続横断研究より用いられる機会が多く，その主な利点は，同じ個人が自らのコントロールになり得ることにあります。たとえば，目標アウトカムが介入6ヵ月後の体重減少であったとすれば，参加者各個人の介入前の体重をコントロールとすることができます。これによって，グループ間で介入前体重に違いがあっても，その影響を受けずに評価を行うことができます。

コホート研究のもう1つの利点は，対象者が限定されるため，介入群の対象者に対して介入曝露を徹底することができ，介入の効果評価を行いやすいことです。これに対し，連続横断研究では，一般に対象集団の規模が大きく，サンプルを抽出しても，その中で実際に介入に曝露された人の割合は小さいという

表 3.4 コホート研究と連続横断研究の比較

デザイン名	利点	欠点
コホート研究	対象者自身が自らのコントロールとなるため，統計学的パワー（検出力）が高くなる。 介入を実際に受けた人々を測定対象とすることができる。	コホートを経時的に追跡するのにかなりの費用と労力がかかる。 同じ対象者に何度も同じ測定（例：質問調査）をするため，回答が影響を受けることがある（例：社会的に望ましい回答）。 対象者が脱落する可能性がある。
連続横断研究	対象者の回答に，研究参加の影響（＝ホーソン効果）が生じにくい。 対象者を経時的に追跡する必要がない。 対象者の脱落を心配する必要がない。 集団における経時的変化を分析する上で最適のデザイン。 臨床手技の効果評価に利用可能な唯一の方法。	対象者間のばらつき（分散）を考慮する必要があるため，統計学的パワーが減少する。 測定対象者の中に含まれる，介入曝露者の割合が小さい可能性がある。

難点があります。

　しかし，コホート研究には，問題もあります。それは，同じ質問を同じ対象者に繰り返して行うため，対象者の回答にその影響が出る可能性があるという問題です。特に，コホート研究では，追跡の過程で，対象者と研究スタッフが何度も接触するため，対象者に，研究スタッフに対するいわば忠誠心のような意識が生じてしまいます。これは，対象者がフォローアップにきちんと応じてくれるという意味ではよいことですが，そのために対象者が，質問に対して，(真実よりも)研究者が望むような答え(社会的に望ましい回答socially desirable response)をするようになれば，研究は台無しになってしまいます(注：まさかと思われる読者は，歯医者から1日に何回歯間ブラシ[フロスト]をしているかと聞かれた場合に自分がどう回答するかを考えてみてください)。「社会的に望ましい回答」は，介入研究では特に問題となります。なぜなら，どういう行動変容を期待されているかが分かってしまえば，研究者を失望させまいとして，研究参加者が，優等生的な回答をする可能性があるからです。

> 対象者が，質問に対して，優等生的な答え，すなわち「社会的に望ましい回答」をすることがある。

　「社会的に望ましい回答」を避ける最もよい方法は，行動の客観的マーカー(例：喫煙に対する唾液検査)を用いることですが，それがいつも利用可能とは限りません。連続横断研究の場合には，サンプリングの度に対象者が変わるため，同じ人が何度も同じ質問をされることも，対象者に研究スタッフに対する忠誠心のようなものが生じることもありません。したがって，連続横断研究では，「研究参加」が研究に与える影響は，コホート研究ほど問題とはなりません。

> 集団における経時的変化を調べるには，連続横断研究を用いる。

　「社会的に望ましい回答」を減らせること以外にも，連続横断研究には，介入がコミュニティ全体に影響を及ぼしたかどうかを評価できるという優れた利点があります。たとえば，Minnesota Heart Health Programは，心血管系疾患の罹病とそれによる死亡の減少を目的として，6つのコミュニティの40万人もの人口を対象として行われた大規模なコミュニティ介入研究です[11]。この研究では，個人レベル，小グループレベル，コミュニテイレベルに設計した健康増進プログラム(血圧低下，健康な食生活，喫煙の減少，運動の増加を含む)を，それぞれ1つのコミュニティで実施し，その効果が，10年間に8回にわたって行われた横断調査(注：サンプル数は各回300〜500人)によって評価されました。連続横断研究のデザインが用いられたのは，この研究の目的が，コミュニティ規模での行動変容をもたらすことにあったからです。

> 臨床手技の効果を評価する場合は，通常は，連続横断研究が用いられる。

　臨床手技の効果を評価するときには，ほとんどの場合，連続横断研究以外に選択の余地はありません。それを理解するために，**表1.2**に戻ってみましょう。これは，医療監視情報(治療成績に関する情報)を伝えることが，冠動脈バイパス手術の手技の向上につながるかどうかを検討するために行われた研究です。この研究では，手術の質に関する4つの指標がアウトカムとして測定されまし

---

[11] Luepker, R. V., Murray, D. M., Jacobs, D. R., et al. "Community education for cardiovascular disease prevention: risk factor changes in the Minnesota Heart Health Program." *Am. J. Public Health* **84** (1994): 1383–93.

たが，コホート研究は適切な研究デザインではないと判断されました。なぜなら，1度手術が行われた患者に，新しい手術手技を試験することはできないからです（注：たとえ，2回手術が行われ，2回目が新しい手術手技であっても，もはや患者は初回患者とは異なり，初回手術の影響が残るため，新手技の純粋な効果を測ることはできません）。この場合には，連続横断研究が適しています。

連続横断研究には，患者をフォローアップしなくてよい分，コストが少なくて済むという利点もあります。コホート研究では，どれくらい徹底してフォローアップしても，一部の参加者は脱落してしまいますが，連続横断研究では，そうした問題は生じません。それぞれのデザインには，それぞれ利点と欠点があるため，ポピュレーションレベルの介入の場合には，両者を併用するのが理想的です。実際，Minnesota Heart Health Program では，両者が併用されています。この研究の場合，結果はほぼ同じで，いずれのデザインでも，介入による顕著な改善効果は認められませんでした。連続横断研究では，コホート研究とは，統計学的に異なる手法が用いられますが，それについては，**6.3** と **6.5** で解説します。

> 連続横断研究は，コホート研究に比べて，コストが少なくて済む。

3.8 測定手段をどのように開発すればよいか？

どのような測定手段 instrument が研究に必要であるかは，研究の内容や，データ収集の方法（例：質問票，インタビュー，観察）によって異なりますが，それについては，他の成書を参照してください[12]。

データを分析するには，まずデータ処理（入力，クリーニング，再コード化，変換，変数生成）が必要で，次にそれを，必要な統計解析ができる統計ソフトに移し変えます（訳注：データ処理の段階からすべて，統計ソフトで行うこともできます）[13]。

3.9 研究仮説をどのように設定するべきか？

介入研究では，必ず，仮説を立てる必要があります。統計学的検定になじむように，仮説は，差なし仮説（帰無仮説，ゼロ仮説）null hypothesis の形式で設定しなければなりません。介入研究の場合には，次の3つのタイプの差なし仮説があります（**1.2**）。

---

[12] 測定手段について詳しく勉強したい人は，Kelsy, J. L., Whittemore, A. S., Evans, A. S., and Thompson, W. D. *Methods in Observational Epidemiology* (2nd edition). Oxford: Oxford University Press, 1996: pp. 364–412. を参照してください。

[13] Katz, M. H. *Study Design and Statistical Analysis: A Practical Guide for Clinicians.* Cambridge: Cambridge University Press, 2006: pp. 38–51.

1. 介入前後でアウトカムに差がない。
2. 介入群における介入前後のアウトカムの変化とコントロール群における介入前後のアウトカムの変化との間に差がない。
3. 介入後のアウトカムに，介入群とコントロール群の間で差がない。

　統計学的手法は，差なし仮説（帰無仮説）が正しい確率を計算するために行われます。確率が非常に低い場合には，差なし仮説を否定し，差あり仮説（対立仮説）alternative hypothesis，つまり，介入と変化の間に有意な差（関連）があるという仮説を採用することになります。そしてこの場合，上記の3つの仮説は以下の差あり仮説に置き換えられます。

1. 介入前後でアウトカムに差がある。
2. 介入群における介入前後のアウトカムの変化とコントロール群における介入前後のアウトカムの変化の間に差がある。
3. 介入後のアウトカムに，介入群とコントロール群の間で差がある。

　差あり仮説の表現が中立的であることに注意してください。つまり，ここでは，介入前と介入後のアウトカムの大小関係については，何も述べられていません。こうした仮説を両側仮説 two-sided hypothesis と言います。

> 差あり仮説（対立仮説）は中立的に表現されなければならない。

　差あり仮説が中立的（両側）であるべきだと言われても，研究者としては，介入群の方が非介入群よりも「よい」結果だったと言いたいところです。事実，そうした考えがなければ，研究が実施されることもなかったはずです。しかし，それでも，仮説は一般的には中立的であるべきだとされています。

　ごく稀に，片側差あり仮説 one-sided alternative hypothesis（差がプラスもしくはマイナスの一方だけを仮定した仮説）が用いられることがあります。これは，片側仮説しかあり得ない場合に限って用いられるものです。たとえば，Nadelman らは，ライム病が広汎に流行している地域で，ドキシサイクリンの予防効果を検討する研究を行い，そこで片側仮説を用いています[14]。身体から，72時間以内にノミ（I. scapularis）を駆除された研究参加者が，ドキシサイクリンの単回投与を受ける群とプラセボ群にランダムに割り付けられ，実薬群でライム病のリスクが高まることは極めて考えにくかったために，片側仮説が用いられたのです。

　片側仮説の利点は，統計学的有意性を得やすいことにあります。言い換えれば，同じ効果量 effect size を検定するのに必要なサンプルサイズが小さくて済むということです。たとえば，両側検定 two-sided test（注：プラスマイナス両側の可能性を含み，確率分布の両側に尾 tail がある検定）の P 値が 0.08 の場合，片側検定では 0.04 になります。「0.05」という「基準」に振り回されている現状を考えれば，片側検定 one-sided test は，その意味で魅力的に見えることで

---

[14] Nadelman, R. B., Nowakowski, J., Fish, D., et al. "Prophylaxis with single-dose doxycycline for the prevention of Lyme disease after an ixodes scapularis tick bite." *N. Engl. J. Med.* **345** (2001): 79–84.

しょう。

　しかし，片側仮説の問題は，片側の差あり仮説しかあり得ないことが，どれほど確かかということです。たとえば，Pletcherらは，アルコール依存症の入院治療を改善するための介入研究を実施しています[15]。この研究では，文献や著名な専門学会の勧告に基づく治療ガイドラインを自分たちの病院全体に普及させることが介入として実施され，介入前後の死亡がアウトカムとして測定されました。この研究は，治療の質の向上を目的とする典型的なプログラムであったため，コントロール群は置かずに行われましたが，当初の予想に反し，介入（ガイドライン導入）後に死亡が有意に増加するという結果に終わってしまいました。

　この事例から言えることは，片側仮説の可能性が非常に高いと思われる場合でも，両側仮説に基づく検定を行う方が無難だということです。両側仮説と両側検定は，より厳しい検定であり，ほとんどの学術誌は両側検定を優先しています。

　ドキシサイクリンの例に戻ってみましょう。この研究では，当初，片側仮説が立てられていましたが，結果の評価には最終的には両側検定が用いられています。その結果，遊走性紅斑（ライム病の皮膚症状）が生じたのは，プラセボ群では247人中8人，ドキシサイクリン投与群では，235人中1人で，両側検定のP値は<0.04で統計学的に有意となり，両側検定を用いても，結論に影響はありませんでした。しかし，結果が$P = 0.06$であったらどうだったでしょう？

　やはり両側検定が用いられたでしょうか？　そう望みたいところですが，1つ確かなことは，P値が0.06であれ，0.04であれ，ノミ（*I. scapularis*）に噛まれたら，私自身は，ドキシサイクリンを服用するだろうということです。

▶TIP
両側検定を用いよう。

3.10 介入研究に2つ以上の仮説を立てることは可能か？

複数のアウトカムを設定すれば，介入の評価の妥当性を強めることができる。

　可能です。一般には，複数の仮説を立てる（介入と2つ以上のアウトカムとの関連を検討する）方が有利です。なぜなら，介入によって，複数のポジティブな効果が生じれば，研究の効果はさらに確かなものとなるからです。たとえば，介入が運動の場合，体重だけではなく，筋量の増加，血圧の減少，空腹時血糖の低下，気分の向上など，様々な効果を期待することができます。

　介入が，想定される因果関係を通して複数のアウトカムに影響を与えたと考えられる場合には，結果の妥当性はさらに高まります。たとえば，介入が，糖尿病性網膜症を減らすだけではなく，空腹時血糖も低下させることができれば，介入効果の妥当性はさらに高くなります。

---

[15] Pletcher, M. J., Fernandez, A., May, T. A., et al. "Unintended consequences of a quality improvement program designed to improve treatment of alcohol withdrawal in hospitalized patients." *Jt. Comm. J. Qual. Patient Saf.* **31** (2005): 148–157.

しかし，多くの検定を行うと，その中の少なくとも1つが統計的に有意となる可能性が高まるという問題があります。実際，たとえば，介入群とプラセボ群間で，20の項目について検定を行うと，そのうちの1つの検定では，偶然のみによって，$P < 0.05$ で統計学的に有意となってしまいます。

これは多仮説検定 multiple hypothesis testing（多重比較 multiple comparison）として知られる問題ですが，この問題を回避するためには，解析計画において，主たるアウトカム primary outcome と副次的アウトカム secondary outcome を区別しなければなりません。そして，多仮説を検定する際には，偶然による有意の発生を減らすために，有意水準を調整する必要があります。多仮説検定（多重比較）における調整法については，**9.3** で解説します。

3.11 なぜ解析計画を立てる必要があるか？

> 解析計画は，割り付けを開示する前，あるいはデータ分析を実施する前までに立てなければならない。

研究を行う場合には，解析計画 analysis plan を立てねばなりません。ランダム化研究の場合には，できる限りランダム割り付けを行う前に，遅くとも割り付けを開示する前まで，あるいはデータ分析を実施する前までには，解析計画を立てておく必要があります。非ランダム化介入研究の場合でも，できる限りデータ収集の開始前までに，遅くともデータ分析の前までには，計画を立てておかねばなりません。

解析計画には，データ収集が終了した後，どのように，データを分析するかを詳細に記述します。主たるアウトカム（例：体重減少）と副次的アウトカム（例：空腹時血糖）を明確にし，研究仮説を，差なし仮説 null hypothesis と差あり仮説 alternative hypothesis の両方で記述します（**3.9**）。

解析計画には，仮説検定に用いる統計学的手法を記載する必要があります。たとえば，差なし仮説が，「介入（新しい治療）群と通常治療群にランダムに割り付けられた人々の体重減少に群間で差がない」というものであれば，両側 t 検定を用いて，介入群における体重変化の平均値と通常の治療群における体重変化の平均値の差の違いを検定します（**6.2**）。アウトカムが複数の場合（**3.10**）には，多仮説検定（多重比較）についてどの調整方法（**9.3**）を用いるか，また，サブグループ分析（**9.5**）を行う場合には，どういう分析を行うかを明記しておく必要があります。

研究の早期中止 early stopping を判断するための中間解析 interim analysis を行う予定があれば，それも必ず解析計画に記載しておかねばなりません（**9.4**）。また，分析を，割り付け重視の分析 intention-to-treat (ITT) analysis で行うか，プロトコール重視の分析 per-protocol analysis で行うか，その両者を用いるか（**4.8**），欠測データをどのように扱うか（例：欠測データの除外，補完値の代入）についても，記載が必要です（**9.6**）。

> 事前に解析計画を立てると，偽陽性の発生を減らすことができる。

データ分析前に，解析計画を立てる必要があるのは，いくつかの理由によります。その最大の理由は，バイアスの混入を減らし，偽陽性の発生を防止する

3 評価と介入　　41

ことにあります。極端な場合を考えれば，この意味はすぐに理解できます。たとえば，データ分析を行うときに，介入と比較的関連の強い複数の変数を組み合わせて，1つのアウトカム変数（訳注：運動が介入の場合に，筋量の増加，血圧の減少，空腹時血糖の低下，気分の向上のどれか1つが生じた場合を1，それ以外を0とするアウトカム変数）を作ったとしたらどうでしょう。その「アウトカム変数」と介入の間には，強い関連が検出され，一見，介入が有効であったかのように見えますが，このような「アウトカム変数」は偶然による影響を受けやすくなるため，αエラー（第I種の過誤 type I error。本当は差がないのに，差があると結論する間違い）の危険が高くなってしまいます。

また，データ分析においては，変数をどのようにコード化するか，欠測データをどのように扱うかを含め，多くのことを予め決めておかねばなりません。こうした決定が事前になされていなければ，人は，つい自分が期待している結果に好都合なやり方を選んでしまう傾向があり，結果にバイアスが持ち込まれてしまう恐れがあるからです。事前に分析方法を決定しておけば，そうしたバイアスの持ち込みを防ぐことができます。

これら以外にも，解析計画を立てることには，サンプルサイズの計算ができる（**3.12**），研究に必要な変数を集め損なうというミスを防ぐことができるというメリットもあります。

最後に，解析計画を立てることで，都合のよい結果だけを選んで発表する（例：アウトカムを途中で変更してしまう）というバイアスを防ぐこともできます。しかし，残念なことに，解析計画が事前に立てられていても，こうしたバイアスを完全に防止できるわけではありません。出版された研究結果と研究プロトコールを比較した研究によれば，分析方法が研究プロトコールと論文の間で食い違うものが少なからず認められており，たとえば，主たるアウトカム primary outcome が，変更，差し替え，もしくは削除された臨床試験は，62％にものぼることが報告されています[16]。

> 分析の途中で思い付いて行われる分析を，事後分析と言う。

> 事後分析で得られる有意な P 値は，偶然による可能性が高くなる。

解析計画を事前に立てたからといって，分析の途中で様々な分析を試みることが許されないわけではありませんが，そうした分析は，事後分析 post-hoc analysis と呼ばれ，非常に有益な結果が得られることもありますが，こうした分析による「有意な」P 値は，偶然による可能性が高くなるため，あくまで，当初の分析計画に基づく結果の方が，優先されなければなりません。

3.12　介入研究におけるサンプルサイズの計算はどのように行うか？

　　　　　介入研究におけるサンプルサイズの計算は，他のタイプの研究における計算

---

[16] Chan, A. W., Hrobjartsson, A., Haahr, M. T., Gotzsche, P. C., and Altman, D. G. "Empirical evidence for selective reporting of outcomes in randomized trials: comparison of protocols to published articles." *JAMA* **291** (2004): 2457–65.

の仕方と数学的に異なるところはありません。サンプルサイズは，介入によって期待される効果の大きさ（効果量 effect size），研究群の数，アウトカム変数のタイプ（例：間隔変数，順序変数），測定の変動度 variability（例：標準偏差），共変数 covariate の数（多変量解析の場合），追跡期間の長さ（前向き研究の場合），追跡中に想定される脱落者の割合などによって決定されます。ただし，本書では，計算方法については，ここで数式を示すことはせず，無料の計算ソフトを提供している文献を紹介するだけにとどめます[17]。

> 介入研究では，差なし仮説（帰無仮説）を否定するのに十分なサンプルサイズを確保しておくことが大切である。

介入研究にとって重要なことは，差なし仮説（帰無仮説）を否定するのに十分なサンプルサイズを確保しておくことです。そうでなければ，介入の効果が統計学的に有意でなかった場合に，それが，介入自体に効果がなかったのか，サンプルサイズが不十分で，統計学的パワーが不足したためなのかを結論することができないからです。これでは，研究参加者の労も報われず，また研究として科学の進歩に貢献することもできません[18]。サンプルサイズの問題は，ネガティブデータの出版を扱う節（**9.8**）で再び取り上げます。

3.13 倫理審査委員会の審査を受ける

人間を扱う研究は，すべて，倫理審査委員会 institutional review board (IRB)（注：human subjects committee と呼ばれることもあります）の審査を受けなければなりません。こうした委員会では，研究の目的と手法において，参加者の権利が守られているかどうかが審査の対象となります。

> 個人に対するリスクが非常に小さい場合やインフォームドコンセントの取得が不可能な場合以外は，インフォームドコンセントを取らなければならない。

審査の重要なポイントは，インフォームドコンセント informed consent が取られているかどうか，それがどのように取られているか（例：署名か口頭か）ということです。インフォームドコンセントを要しない場合もありますが，それは一般には，個人に対するリスクが非常に小さい場合（例：診療録の調査）や，インフォームドコンセントを取るのが不可能な場合（例：屋外で倒れている患者に対する最善の救急措置に関する研究）に限られます。

研究助成組織は，事前の倫理審査委員会の承認を条件としているところが少なくありません。学術誌でも，倫理審査委員会における適切な審査を経ていない研究は出版対象としないものがほとんどです。

---

[17] サンプルサイズ計算のための無料ソフトは，www.openepi.com を参照してください。このソフトを使えば，臨床試験以外にも，コホート研究，マッチングを伴わないケースコントロール研究における割合や平均値のためのサンプルサイズの計算を行うことができます。マッチングを伴うケースコントロール研究，線形回帰分析，生存分析におけるサンプルサイズの計算については，www.mc.vanderbilt.edu/ prevmed/ps（無料）を，さらに詳しく勉強したい方は，Friedman, L. M., Furberg, C. D., DeMets, D. L. による「Fundamentals of Clinical Trials (3rd edition). New York: Springer, 1999: pp.94～129」をご参照ください。拙著「Study Design and Statistical Analysis: A Practical Guide for Clinicians. Cambridge: Cambridge University Press: 1996: pp.127～140」でも簡潔に解説しています。

[18] Halpern, S. D., Karlawish J. H. T., and Berlin, J. A. "The continuing unethical conduct of underpowered clinical trials." *JAMA* **288** (2002): 358–62.

その英語名から分かるように，倫理審査委員会 (IRB) は，通常は，大学や政府機関などの研究機関に設置されるもので，様々な専門・立場の人々，たとえば，臨床医，倫理専門家，研究者，法律家，患者や住民の代表，関連する市民団体の代表などで構成されます。

人間を対象とする研究は，原則，倫理審査委員会の審査を受けなければなりませんが，審査が免除される場合があります。それは，研究による有害事象が，全くあるいはほとんど生じないと判断される場合で，たとえば，医療の質の向上を目的として医療機関で行われる研究，個人識別情報が除かれた行政データベースを用いた研究，日常臨床業務データを用いて行われる新しい臨床体制に関する記述的研究，行政による公衆衛生対策の一環として行われる調査(例：アウトブレーク調査)などがそれに該当します。

しかし，倫理審査，インフォームドコンセント，審査免除 exemption は単純な問題ではありません。そのことを，**1.2.A** で取り上げた，Pronovost らの研究(カテーテル関連血流感染減少のための介入研究)を例にとって見てみることにしましょう。この研究は，倫理審査の世界に大きな波紋を巻き起こし，ニューヨークタイムズの紙面をも賑わしました。

まず事実を確認しましょう[19]。Pronovost らは，ミシガン州の 67 の病院において，カテーテル関連血流感染を減少させるプロジェクトを実施しようとしました。研究プロトコールは，ジョンズホプキンス大学の倫理審査委員会に提出され，委員会は，医療の質を向上させるための研究であるため，審査免除の対象となると判断し，患者からのインフォームドコンセントも免除することとしました。

しかし，その後，倫理審査委員会の審査も受けず，患者からのインフォームドコンセントも取らずに研究が行われていることを批判する申し立てが，連邦保健医療研究保護局 Federal Office for Human Research Protections (OHRP) に対してなされ，調査の結果，研究は自発的に中止されることになりました。OHRP が，ジョンズホプキンス大学の倫理審査委員会が審査免除にしたのは誤りで，インフォームドコンセントも，患者と研究に参加する医師の両方から取るべきであったと判定したからです。

この裁定は，その後大きな議論の対象となりました。長い間，倫理審査や患者からのインフォームドコンセントなしに，医療の質向上活動を行ってきた病院の管理者の間では，そうした手続きが求められれば，改善活動に支障をきたすという声が高まり，対応を余儀なくされた OHRP は，多くの研究者の批判の的となった妥協案を提示しました。その妥協案とは，医療の質向上プログラムが患者のケアの改善を目的として行われる限りは，倫理審査委員会よる審査を要しないというものでした。しかし，質向上プログラムとは言え，それを効果

---

[19] この事例についての詳細や，現実的，倫理的問題については，Miller, F. G. and Emanuel, E. "Quality-improvement research and informed consent." *N. Engl. J. Med.* **358** (2008): 765–7; Baily, M. A. "Harming through protection?" *N. Engl. J. Med.* **358** (2008): 768–9. を参照してください。

評価もなしに実施することは，倫理上問題があります。3.9 で紹介したアルコール依存症の入院治療に関する研究の例を思い出してください。この事例では，質向上プログラムを実施した結果，予想に反して，死亡率が上昇するという結果になってしまいました。患者のケアの向上に努めることは当然ですが，その内容や結果を開示することも，倫理的観点から欠いてはならないことなのです。

したがって，研究費の補助を受けて研究を実施する場合，あるいは，研究結果を出版する可能性がある場合は（注：これらは，OHRP が，単なる質向上プログラムを，倫理審査が必要とされるプログラムと区別する基準となっています），審査免除の対象と思われる場合でも，倫理審査を受ける必要があります。これは，病院の管理用データベースを用いた調査や臨床体制についての記述的研究を含む，人間を対象とするあらゆる研究に該当するものです。研究内容によっては，倫理委員会も迅速審査で対応してくれる場合があります。

> 研究費の補助を受けて研究を行う場合，あるいは，研究結果を出版する可能性がある場合は，倫理審査を受ける必要がある。

インフォームドコンセントは，倫理審査よりもはるかに難しい問題で，相手の負担となり，それが研究参加の妨げとなることもあります。医療の質向上プログラムにおいて，対象者が参加を拒む場合にはどうすればよいのでしょうか？　たとえば，Pronovost らの研究の場合，仮にその介入が，ごく標準的な医療行為（例：手洗いの励行）であったとすれば，患者が研究参加を拒んだ場合には，どうすればよいのでしょうか？　看護師はその患者に，「あなたは研究に参加していないので，あなたの主治医が手洗いを怠っても私は注意しません」と告げてもよいのでしょうか？　それは許されないことです。恐らくその場合できることは，そうした患者を記録の対象からはずすことだと思われます。

幸いなことに，OHRP は，インフォームドコンセントに関する基準を少し緩めつつあり，ある種の質向上プログラムに対しては，それを免除するようになりました（実際，OHRP の調査に応じて研究を審議したジョンズホプキンス大学の倫理審査委員会は，患者からのインフォームドコンセントを免除する決定を下しています）。倫理審査を受ければ，インフォームドコンセントを取らずに済むかどうかを知ることができます。

多施設共同研究として行われた Pronovost らの研究に関連して，もう 1 つ指摘しておかねばならない重要なポイントがあります。それは，判断が倫理審査委員会によって異なる可能性があるということです。多施設共同研究の経験のある人なら，これが微妙な，しかしやっかいな問題であることがお分かりのことでしょう。それぞれの施設の倫理審査委員会が，たとえばインフォームドコンセントの取り方に，自分たちの判断に基づいて，異なるコメントを付けてくる可能性があります。

3.14 どういう場合に，独立データモニタリング委員会が必要か？

介入（治療）内容が医師にも患者にもマスク化（盲検化）された（double-blinded）前向きのランダム化比較試験を実施する場合には，独立データモニタ

リング委員会 independent data and safety monitoring committee を設けなければなりません。この委員会では，研究中の出来事をモニターして，研究の早期中止 early stopping や，患者の研究参加を停止すべきかどうかの判断を行い，患者の利益になると判断される場合には，研究にバイアスが生じない形で割り付けを開示することもあります。研究に，中間解析 interim analysis (**3.11**) を含む早期中止規則 early stopping rule (**9.4**) が設定されている場合には，独立データモニタリング委員会は，分析を実施しなければなりません。

3.15 なぜ臨床試験を登録しなければならないのか？

> 出版される論文が，有意差の得られた研究に偏ることを，出版バイアスと言う。

臨床試験の登録は，その試験から得られたすべてのエビデンスを，臨床家，患者，研究者に開示するための重要な手続きです。登録制度が導入される前は，出版されていない臨床試験の所在を突き止めるのは至難の業であり，その主な原因が，ネガティブデータ（介入に有意な効果が認められなかった研究）が出版されにくいことにありました[20]。出版された文献だけに頼れば，有効性が認められた研究に情報が偏り，レビューを行っても，介入効果の過大評価に陥りやすくなってしまいます。関連するすべての研究を網羅的にかつ容易に検索できるようになれば，臨床的あるいは政治的決断に重要な役割を持つ系統的レビュー（メタアナリシス）の意義は一層高まることになります。

では，どのような介入研究が登録されるべきなのでしょうか？　国際医学誌編集者委員会 (International Committee of Medical Journal Editors) は，それを，「医学的介入とヘルスアウトカムの間の因果関係を研究するために，人間を介入群とコントロール群に割り付け，かつ前向きに行う研究」と定義しています[21]。つまり，ランダム化の有無に関わらず，前向き prospective に介入効果を観察する研究はすべて登録されるべきだということです。言い換えれば，後ろ向き研究，薬理動態研究，第 I 相の毒性研究については，登録は必要ないということでもあります。まだ，臨床試験の登録制度の必要性が納得できていない人は，すべての一流学術誌が登録を必須要件としている事実を思い起こしてください。以下の web サイトは，登録システムの例を示したものです。

> 全ての一流学術誌が臨床試験の登録を必須としている。

http://www.anzctr.org.au
http://www.clinicaltrials.gov
http://isrctn.org
http://www.trialregister.nl/trialreg/index.asp
http://www.umin.ac.jp/ctr

---

[20] Klassen, T. P., Wiebe, N., Russell, K., et al. "Abstracts of randomized controlled trials presented at the society for pediatric research meeting: an example of publication bias." *Arch. Pediatr. Adolesc. Med.* **156** (2002): 474–9.

[21] De Angelis, C., Drazen, J. M., Frizelle, F. A., et al. "Is this clinical trial fully registered?" A statement from the International Committee of Medical Journal Editors. www.icmje.org/clin_trialup.htm.

これらの登録システムでは，方法や結果などについて，最低限の必須情報の入力が求められています。

4 ランダム化研究

4.1 ランダム化研究とは何か？

> ランダム割り付けでは，研究群への割り付けは完全にランダムに行われる。

ランダム化研究 randomized study では，研究参加者は，いわばコインを投げて決めるように，ランダムに研究群に割り付けられます。これを，ランダム割り付け random assignment と言いますが，ランダムサンプリングと混同しないように注意が必要です。簡易サンプル（ランダムサンプリングではないサンプル。たとえば，外来を受診する患者）でも，複数の群にランダムに割り付けることができるという事実が理解できれば，混同することはないでしょう。

> ランダム割り付けには，コンピュータの乱数発生機能を用いる。

ランダム割り付けは，もちろんコイン（裏表の出方に偏りのないコイン unbiased coin）を用いて行うこともできますが，一般には，コンピュータの乱数発生機能 random number generator を用いて行われます。まず，研究群の数と，各群に割り付ける対象者の数を決め（例：均等割り付け equal allocation の場合は，各群に同数を割り付けます），次にコンピュータで乱数を発生させ，それを用いて，対象者を各研究群に割り付けていきます[1]。

4.2 ランダム割り付けのメリットは何か？

> ランダム割り付けによって，あらゆる要因について群間に偏りのない研究群を設定できる。

ランダム割り付けの最大の利点は，測定されていないものも含め，あらゆるベースライン特性について，研究群間の偏りを取り除くことができる，言い換

---

[1] 無料のランダム発生ソフトは www.randomizer.org で利用することができます。コンピュータで発生される乱数は，真の意味でランダムではなく，疑似ランダムというべきものですが，実用上は問題ありません（Josephine Wolf の見解に基づく）。

えれば，交絡要因 confounding factor の影響を排除することができることです。

交絡要因とは，研究群間で分布が不均等で，かつアウトカムと因果関係を持つ要因のことを言います。ランダム化比較試験の場合には，割り付けの際に交絡要因が入り込む余地がないため（注：偶然に生じる場合を除きます），介入後に研究群間に存在する違いは，交絡要因によるものではないと確実に結論することができます（**図4.1**）。

研究群への割り付けがランダムでない場合には，様々なベースライン特性（例：社会属性，生活習慣）が，群間で不均等となる可能性があり，それらの要因がアウトカムと因果関係を持つ場合には，研究に交絡が持ち込まれてしまいます（例：ある新しい手術法の予後改善効果を検討する研究で，介入群に比較的健康な患者が偏ると，健康状態がよいために予後がよいのに，あたかも手術の効果で予後がよいように見えてしまいます）。

> ランダム割り付けによって，ベースライン特性の近い研究群を設定することができる。

ランダム割り付けでは，こうした偏りを除去して，ベースライン特性を揃え，研究群間の比較可能性 comparability を確保することができます。そして，それが，介入後の介入群と非介入群の間にアウトカムの違いが認められたときに，その違いが，もともと群間にあった違いではなく，介入によるものであると結論するための前提条件となるのです。

介入研究では，研究群間の比較可能性は極めて重要な前提であるため，介入研究に関する論文では例外なく，「表1」で，群間のベースライン特性が比較され，ランダム割り付けの場合は，研究群間の特性がほぼ等しいことが「期待」されます。

> ランダム割り付けをしても，常にあらゆる特性について完全に等しくできるわけではない。

しかし，残念ながら，ランダム割り付けを行っても，常に，群間であらゆる特性を等しくできるわけではありません。ときには，運悪く（偶然のいたずらで），重要なベースライン特性の分布が，群間で不均等になってしまうことがあります。たとえば，DiClemente らは，128人の女性を，5セッションから成る HIV 予防のための特別な社会スキル研修プログラムを提供する群，一般の HIV 予防教育を1セッションだけ提供する群，HIV 予防教育を他の群の介入が終了した後に提供する群（待機コントロール群 delayed control）の3群に割り付けています。割り付けはランダムであったにもかかわらず，現在のパートナーと性関係にある期間は，社会スキル研修群で45カ月，予防教育群で21カ月，待機コントロール群33カ月（$P = 0.06$），また，月収が400ドル未満の非常に貧しい人の割合は，それぞれ，72%，60%，83%（$P = 0.10$）と，ベースライン特

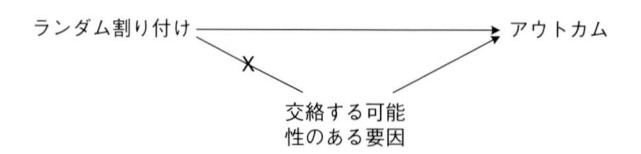

図4.1 ランダム割り付けでは，あらゆるベースライン要因と割り付けの関連が除去されるため，交絡が存在しない。

性に違いが見られました[2]。

　これらの変数とアウトカムとの関連（＝変数の群間差）は，統計学的有意水準（$P<0.05$）には達してはいないものの，$P=0.1$ 前後の比較的強い関連であるため，交絡要因となる可能性があります。また，たとえ，個々の変数とアウトカムとの関連が小さくても，それらがすべて，1 つの群に集中する場合（例：ある群の対象者が，他の群よりも，やや若く，喫煙者の割合がやや小さく，基礎疾患保有者の割合がやや少ないといった場合）があります。こうした場合には，たとえ，個々の変数とアウトカムとの関連が統計学的に有意でなくとも，これらが集合的に作用して，その群では，介入とは無関係に，あるアウトカムが生じやすくなるといったことが起こります。

　では，DiClemente らの HIV 予防研究のように，ベースライン特性が群間で異なってしまった場合，研究の妥当性は失われてしまうのでしょうか？　幸いにも，そうではありません。この場合，収入や現在のパートナーとの付き合い期間の交絡は，多変量解析を用いて調整 adjust することができるからです。

　ベースラインにおける小さな違いが，研究結果にバイアスをもたらす可能性があるため，ランダム化研究においても，非ランダム化研究の場合のベースライン特性の調整の場合と同様に，多変量解析を用いて，交絡を調整するケースが増えつつあります。

　ベースライン特性を調整するかどうかに関わらず，ランダム化の真のメリットは，未測定，あるいは未知の特性についても，研究群をほぼ等しくできることにあります。こうした特性は，ランダム割り付け以外には，調整のしようがありません。言い換えれば，非ランダム化研究では，たとえ，アウトカムと関連のある既知の特性が，群間で等しくなっていても，介入後に認められる群間の違いが，介入によるのか，何らかの未知あるいは未測定の特性によるのかを明確に結論することができないということになります。

　また，ランダム割り付けには，データ分析に用いられる統計学的方法の有意水準の妥当性が高いというメリットもあります[3]。

> ベースライン特性に違いがあると，たとえアウトカムとの関連が統計学的に有意でなくとも，結果に交絡する可能性がある。

> 統計学的に有意ではない，関連（差）の小さな項目でも，その数が多く，特にそれが 1 つの群に集中する場合には，交絡の原因となり得る。

> 未測定の要因についても，群間でほぼ等しくできることがランダム割り付けのメリットである。

4.3 ランダム割り付けのデメリットは何か？

　ランダム割り付けは，介入の効果を判定する上で最善の方法ですが，デメリットもあります。たとえば，法的規制（例：子どものシートベルト着用義務化，タバコ増税）が有効かどうかの評価に，ランダム割り付けを用いることは不可能であるため，他の研究デザインを考慮しなければなりません。

> 法的規制などの評価には，ランダム割り付けを用いることはできない。

---

[2] DiClemente, R. J. and Wingood, G. M. "A randomized controlled trial of an HIV sexual risk-reduction intervention for young African-American women." *JAMA* **274** (1995): 1271–6.
[3] この点について，もっと詳しく勉強したい方は，下記の教科書を参照してください。Friedman, L. M., Furberg, C. D., and DeMets, D. L. *Fundamentals of Clinical Trials* (3rd edition). New York: Springer, 1999: pp.43–6.

ランダム割り付けは，均衡状態 equipoise の存在が前提となります。これは，各研究群が同じ条件に置かれていると考えられる状態のことを言います。ただし，これは，全員が同じ考えであることを意味するものではなく，実際，ランダム割り付けが完全な場合には，半数の医師は，治療 A の方が優れていると思い，他の半数の医師は治療 B の方が優れていると思っているという状態となります。

しかし，一方の治療の方が他より勝ると「考えられる」場合もあり，そういう場合に，対象者をランダムに割り付けることは，非倫理的と思われるかも知れません。たとえば，重篤な状態にある患者を，肺動脈カテーテル施行群と非施行群にランダムに割り付けることは，以前は非倫理的と見なされていました。なぜなら，肺動脈カテーテルは，そうした患者における投薬や体液管理に不可欠な処置と考えられていたからです。しかし，ある優れた非ランダム化研究の結果から，カテーテルを施行された患者の方が死亡率が高い可能性が示唆され[4]，ランダム化比較試験の必要性が認識されるようになりました。そして，その後行われたランダム化比較試験でも，肺動脈カテーテルを施行された患者の方が，死亡率が高いという結果となり[5]，この後，重症患者における肺動脈カテーテルの施行は大幅に減少することになったのです。

> ランダム化研究には，結果の一般化に問題のあることが多い。

ランダム割り付けが可能でかつ倫理的であっても，このデザインには，一般化可能性 generalizability に限界があります。それは，ランダム化比較試験は，厳密にコントロールされた条件下で行われるからです。たとえば，参加者からランダム割り付けの同意を取る必要がある，経過観察のために参加者は頻繁に受診しなければならない，また，立ち入った質問や臨床検査についての同意も取り付けねばならないといったことです。したがって，こうした面倒な試験に同意し，参加し続ける人々は，ある「特殊な」人々であり，また，提供されるケアも，一般臨床で提供されるケアとは異なります。

> 観察下に置かれていることで，患者の行動が変化してしまう現象を，ホーソン効果と言う。

それ以外にも，観察下に置かれることで，患者の行動が変化してしまうという問題があり，これをホーソン効果 Hawthorne effect と言います[6]。この効果は，ランダム化比較試験だけの問題ではありませんが，ランダム化比較試験では，一般の観察的研究よりも，徹底した観察が行われるため，ホーソン効果がより強く現れる可能性があります。

4.4 ランダム割り付けにはどのような種類があるか？

ランダム割り付けには，4つの主なタイプがあります。

---

[4] Connors, A. F., Speroff, T., Dawson, N. V., et al. "The effectiveness of right-heart catheterization in the initial care of critically ill patients." *JAMA* **276** (1996): 889–97.
[5] Sandham, J. D., Hull, R. D., Brant, R. F., et al. "A randomized, controlled trial of the use of pulmonary artery catheters in high-risk surgical patients." *N. Engl. J. Med.* **348** (2003): 5–14.
[6] Coats, A. J. "Clinical trials, treatment guidelines and real life". *Int. J. Cardiol.* **73** (2000): 205–7.

1 均等ランダム割り付け randomization with equal allocation
2 ブロックランダム割り付け blocked randomization
3 層化ランダム割り付け stratified randomization
4 不均等ランダム割り付け randomization with unequal allocation

> 統計学的パワーが最も大きいのは，均等ランダム割り付けである。

　一般には，均等ランダム割り付け（単純割り付け simple randomization）が最もよく用いられます。この方法は，各群に同数の患者を割り付けるもので，単純で，かつ統計学的パワー（検出力）も最も高くなります。均等割り付けでは，各群のサンプル数は，ほぼ同数となりますが，偶然によって，群間に割り付け数の違いが生じることがあります。これは，サンプルサイズが小さな研究（一群のサンプル数が 20 未満）によく見られる問題で，次のブロックランダム割り付けを用いることによって避けることができます。

　ブロックランダム割り付けは，各参加施設をブロックと見立てて，各ブロック別に集めるサンプル数（ブロックサイズ）を決め（例：各ブロック 4〜6 人程度），各ブロック内で，各研究群に同数の患者を割り付けるという方法です。

　たとえば，ブロックサイズが 4 人で，A 群，B 群に割り付ける場合，次のようなパターンがあり得ます。AABB，ABAB，BABA，ABBA，BAAB，BBAA。このいずれのパターンにおいても，A 群，B 群に属する対象者の数は同数となります。これを単純ランダム割り付けで行うと，必ずしもこのようにはならず，4 人を 2 群に割り付ける場合，偶然によって，全員 A 群（AAAA），あるいは全員 B 群（BBBB）という割り付けが生じる可能性があります。

> ブロックランダム割り付けは，サンプル規模の小さい研究にのみ用いられる。

　非ブロック化ランダム割り付けの場合と同じように，ブロック化ランダム割り付けを行っても，ベースライン特性がグループ間で完全に等しくなる保証はありません。ブロックランダム割り付けは，群間のサンプルサイズの不均衡が統計学的パワーに大きく影響する，小規模の研究にのみ意味のある割り付け法です。たとえば，24 人の患者を割り付ける場合，一群が 10 人，他群が 14 人と不均衡になることは望ましくありません。ただ，単純割り付け，ブロック割り付けのいずれを用いても，既知の重要な予後要因（例：性別，年齢）について，群間で不均衡が生じる可能性があります（**4.2**）。この問題は，層化ランダム割り付けを用いれば解決することができます。

> 層化ランダム割り付けは，アウトカムと非常に強い関連を持つ要因が少数存在する場合に用いる。

　その名称から明らかなように，層化ランダム割り付けとは，重要な既知の変数（予後要因）の分布を群間で等しくするために，対象者をその要因の有無別で予め層分けし，各層において，対象者を研究群にランダムに割り付ける方法です。たとえば，介入効果に性別が重要な影響を与えるため，各研究群の男女構成を等しくしたい場合には，ランダム割り付けを男女の層別に行えばよいということです。

　層化は，優れた方法のように見えますが，この方法が適用できるのは，既知の変数に限られ，また，扱える変数の数はせいぜい 2，3 にとどまり，また，層化を考慮した統計解析を行う必要があるため，統計解析が複雑化するという問題があります。このため，層化ランダム割り付けが行われるのは，以下の場合に限られます。(1) サンプルサイズが小さく，かつ予後に強い影響を与える既知

の要因が存在する場合，(2) サンプルサイズが小さく，中間解析 (**9.4**) が行われる場合，(3) 同等性試験 equivalence trial や非劣性試験 non-inferiority trial の場合 (**9.2**)[7]。

不均等ランダム割り付けは，割り付け数が群間で異なる以外は，均等割り付けと基本的に変わるところはありません。この割り付けでは，たとえば，1つの群には他の群より2倍の人数が割り付けられます。一般に，不均等割り付けは，ある治療を受ける対象者の割合を多くしたい場合（例：ある治療 vs. プラセボ），あるいは，新しい治療を受ける対象者の割合を多くしたい場合（例：新治療 vs. 通常の治療）に用いられます。

> 不均等ランダム割り付けは，統計学的パワーを減少させるだけではなく，均衡の原則を損なう恐れがある。

不均等割り付けの利点は，治療を受けられる確率が高い（2:1割り付けの場合は66％）と参加者が感じることができるため，人によっては，それが試験参加意欲の向上につながる可能性があるということです。また，新しい治療を受ける患者数をより多くすることによって，それに伴う副作用について，より多くの情報を得られるという利点もあります。一方，不均等割り付けの欠点は，統計学的パワーが小さくなってしまうこと，また，介入を受ける群の数を多くすることは，その群が他の群よりも重要であることを暗に示唆することになり，均衡の原則 principle of equipoise を損なう恐れがあります。したがって，特別の理由がない限りは，均等ランダム割り付けを用いるのが原則です。

> 特別の理由がない限りは，均等ランダム割り付けを用いる。

4.5 クラスターランダム割り付けとは何か？

> クラスターランダム割り付けとは，個人ではなく，人の集合（クラスター）を単位として，ランダム割り付けを行うことを言う。

個人ではなく，ある空間，時間，関係などを枠組みとする「人の集合」を単位として，ランダム割り付けすることもでき，これをクラスターランダム割り付け cluster randomization と言います。

クラスターとしてよく用いられるのは，学校，主治医の共通する患者群，診療所，病院，職域，コミュニティなどです（**表 4.1**）。

> 個人よりもグループをランダムに割り付ける方が簡単なことが多い。

クラスターランダム割り付けには，個人単位の割り付けに勝るいくつかの利点があります[8]。その第1は，個人よりもグループをランダムに割り付ける方が簡単だということです。学童期の子どもに健康的な食生活や運動を普及させるための介入研究を例にとれば，同じ学校内で，子どもたちを，介入群とコントロール群に割り付ける場合と，20の学校を，10校ずつ介入群とコントロール群に割り付ける場合を比較すれば，後者の方が前者よりもはるかに簡単です。なぜなら，個人単位で割り付ける場合には，割り付ける前に，子どもや親からインフォームドコンセントをとる必要がありますが，学校単位の割り付けであれば，割り付けた後でとることもできます。ただし，自分の学校がどの群に属

---

[7] Kernan, W. N., Viscoli, C. M., Makuch, R. W., Brass, L. M., and Horwitz, R. I. "Stratified randomization for clinical trials." *J. Clin. Epidemiol.*, **52** (1999): 19–26.

[8] Donner, A. and Klar, N. "Pitfalls of and controversies in cluster randomization trials." *Am. J. Public Health* **94** (2004): 416–22.

4 ランダム化研究

表 4.1 クラスターランダム割り付けの例

ランダム割り付けが可能なクラスターのタイプ	例
学校	18の学校を，3年生と4年生の全員に心臓によい介入を実施する群，心血管系疾患へのリスクが高い生徒だけに介入を実施する群，無介入の群の3群にランダムに割り付けた[a]。
担当医，クリニック，病院，介護施設	31の病院を，母乳哺育促進プログラムを実施する群と，通常のケアを行う群にランダムに割り付けた[b]。
職域	36の薬局を，喘息患者に対して，必要な薬剤処方や自己管理指導を行う群，最大呼気量を測定するだけの群，普通のサービスを提供する群にランダムに割り付けた[c]。
コミュニティ（地域）	12の農村地域を，抗生物質の適切な使用について，コミュニティレベルの介入と臨床医へのサポートを行う群と，コミュニティレベルの介入だけの群にランダムに割り付けた[d]。

[a] Harrell, J. S., McMurray, R. G., Gansky, S. A., et al. "A public health vs a risk-based intervention to improve cardiovascular health in elementary school children: The cardiovascular health in children study." *Am. J. Public Health* **89** (1999): 1529–35.
[b] Kramer, M. S., Chalmers, B., Hodnett, E. D., et al. "Promotion of breastfeeding intervention trial (PROBIT): a randomized trial in the Republic of Belarus." *JAMA* **285** (2001): 413–20.
[c] Weinberger, M., Murray, M. D., Marrero, D. G., et al. "Effectiveness of pharmacist care for patients with reactive airways disease: a randomized controlled trial." *JAMA* **288** (2002): 1594–602.
[d] Samore, M. H., Bateman, K., Alder, S. C., et al. "Clinical decision support and appropriateness of antimicrobial prescribing." *JAMA* **294** (2005): 2305–14.

するかが分かってしまう場合には，参加意欲に影響を与える可能性もあります。

> 介入の実施は，個人単位より，クラスター単位の方が容易である。

　実施が容易なだけではなく，クラスターランダム割り付けには，コントロール群が介入に曝される（混入する contaminate）可能性を減らすことができるという重要なメリットがあります。学校の例で言えば，学校内で生徒を介入群とコントロール群に割り付ける場合，生徒同士の接触があるため，介入群の生徒に対するメッセージを，コントロール群の生徒に伝わらないようにすることは極めて困難ですが，学校単位で割り付ける場合には，そのようなことは起こりにくくなります。

> クラスター単位の介入の方が，介入の"混入"が起こりにくい。

　しかし，クラスターランダム割り付けの最大の利点は，介入を，個人レベルではなく，集団レベルで行うことができることです。たとえば，医療施設全体のケア向上を図るためには，個人単位ではなく，施設単位での介入でなければ意味がありません。たとえば，Shaferらは，性的に活発な思春期の女性におけるクラミジア検査率を向上させるための研究を行っています[9]。10のクリニッ

[9] Shafer, M. B., Tebb, K. P., Pantell, R. H., et al. "Effect of a clinical practice improvement intervention on chlamydial screening among adolescent girls." *JAMA* **288** (2002): 2846–52.

クの協力を得て，そのうち5つを介入群，5つを通常ケアのみを提供する群にランダムに割り付けました。介入群のクリニックでは，事務，補助職員，看護師，医師が協働して，クラミジアの検査率が増加するように診療の流れに新たな工夫がなされました。それは，10代の受診者全員にまず受け付け時に採尿してもらい，後でクラミジアの検査を受けるかどうかを決めてもらうというもので，この介入の結果，介入群のクリニックでは，コントロール群のクリニックに比べ，思春期の女性のクラミジア検査率が増加したことが示されました。

ただし，忘れてならないのは，ランダムに割り付ける対象が，個人であれ，クラスターであれ，その目的は，ベースライン特性を均衡させることであり，そのためには，十分な数のユニット（個人，もしくはクラスター）が必要だということです。たとえば，クラスター（例：市）が2つしかなければ，いくらランダム割り付けを行っても，ベースライン特性を等しくすることは不可能です。それは，ニューヨーク市とインドのニューデリー市を，介入を行う市と行わない市にランダムに割り付ける場合を考えれば，誰の目にも明らかでしょう。いくらランダムに割り付けても，もともとの両市の違いが消えるはずもないからです。

クラスターランダム割り付け，あるいはクラスターを用いた研究のデータは，クラスター性を考慮した特別な統計学的手法を用いる必要があり（注：ランダム化をしないクラスター研究については，**5.4.B** を参照），特に，クラスター内部における個人間の相関（級内相関 intraclass correlation）を解析に組み込む必要があります[10]。

> クラスター単位で，意味のあるランダム割り付けを行うには，十分な数のクラスターが必要である。

4.6 個人とクラスター以外にランダム割り付けができるものがあるか？

ランダム割り付けには，測定可能な特性だけではなく，未測定あるいは未知の特性までも均等化することができるという優れた利点があるため，個人やクラスターを単位としたランダム割り付けができない場合でも，何らかの単位を用いてランダム割り付けを行うことが望まれます。たとえば，O'Donnell らは，STD クリニック受診者に対するビデオ教材の教育効果を評価するために，受診日をランダムに割り付けるという研究を行っています[11]。彼らは，ビデオ教材による介入，ビデオとグループディスカッションによる介入，無介入（コントロール）の3つを比較したいと考えました。しかし，同じ日に受診した患者を，3群にランダムに割り付けて，それぞれ異なる介入を行うことは現実的に不可能であったため，患者ではなく，開院日をランダムに3つの条件に割り付けるこ

---

[10] クラスター化したデータに対する統計的方法としては，一般化推定式 generalized estimating equation[GEE] と混合効果モデル mixed-effects model が，最もよく用いられます。この点について，もっと詳しく学びたい人は，第6章の脚注22を参照してください。

[11] O'Donnell, L. N., Doval, A. S., Duran, R., and O'Donnell, C. "Video-based sexually transmitted disease patient education: its impact on condom acquisition." *Am. J. Public Health* **85** (1995): 817–22.

とにしました。つまり，ある診療日には，その日の受診者全員に，その日にランダムに割り付けられた介入を提供したということです。もちろん，クリニック単位でのランダム割り付け（クラスターランダム割り付け）も不可能ではありませんでしたが，多くの施設や研究者の参加が必要となるため，研究が非常に複雑化してしまう恐れがありました。診療日に介入をランダムに割り付けるという方法は，経済的でありかつ実用的な方法と言えます。

　この種のデザインの問題の1つは，どの対象者がどの介入を受けるかが，研究者側に予め分かってしまう可能性があることです。個人単位の割り付けでは，そういうことは起こりません。

　特殊なものとしては，1対ある身体の部位（注：耳，目，四肢など）をランダムに割り付けるという方法があります。たとえば，Kielらは，老人介護施設に入所している老人をランダムに，片側ヒッププロテクター（股関節頸部保護具）を左もしくは右の股関節に装着する群に割り付け，その股関節頸部骨折予防効果を検討しました[12]。右の股関節か左の股関節かの割り付けは，施設単位で行いました（クラスターランダム割り付け）。その方が，施設の職員にも分かりやすく，装着の間違いが少ないと考えられたからです。この研究の結果，保護具を装着した側でも，しない側でも，股関節頸部骨折率は変わらないことが明らかとなりました。

4.7 割り付けが参加者や研究者にマスク化（盲検化）されるのはどういう場合か？

> できる限り，対象者にも研究者にも割り付けをマスク化（盲検化）する。

　マスク化 masking（盲検化 blinding）は，可能な限り，すべての試験で実施されなければなりません。これまで論じてきたように，ランダム割り付けによって，バイアスの混入を防ぐことができますが（4.2），せっかくランダム割り付けを行っても，対象者や研究者に割り付けがマスク化されていなければ（オープンラベル open label），どうしてもバイアスが混入してしまいます。なぜでしょうか？　それは，対象者も研究者も，比較される治療間の優劣に，事実かどうかは別にして，何らかの期待を抱いてしまうからです。

　たとえば，実薬を用いる臨床試験の場合，薬物を飲む前であっても，実薬が投与されるという事実を知るだけで，患者の具合がよくなることがあります。また，群間で投薬量が異なる場合には，投与量が多い群に割り付けられた対象者が，投与量が多いという事実を知ったために，副作用をより多く訴える傾向が生じることがあります。

　研究者も影響を免れません。ある治療が他の治療よりも有効であると研究者が信じている場合，その治療群に割り付けられている患者の方が，改善しているように錯覚してしまうことがあります。これは，測定が，質問の表現，回答

---

[12] Kiel, D. P., Magaziner, J., Zimmerman, S., et al. "Efficacy of a hip protector to prevent hip fracture: the HIP PRO randomized controlled trial." *JAMA* **298** (2007): 413–22.

の解釈，観察者の感覚に左右される場合には，特にそうです。
　こうした問題は，対象者と研究者をマスク化（盲検化）することによって防ぐことができ，これを，2重マスク化 double-masking（2重盲検化 double blinding）と言います。こうしたマスキングの利点を考えれば，なぜすべての臨床試験でマスク化をしないのかと不思議に思われることでしょうが，いつもマスク化が可能とは限りません。たとえば，行動変容を促進するためのカウンセリング，低所得者への家賃補助，電話によるフォローアップなどの介入を対象者にマスクすることはできません。手術を，マスク化することは不可能ではありませんが，難しい倫理的問題が伴うことがあります[13]。また，対象者が，割り付けがオープンでなければ参加しないと言うこともあります。

　割り付けをランダム化できない場合には，それによるバイアスを減らすための努力が必要となります。まず，対象者には，どの治療が優れているかは全く分からないこと，それゆえに研究を行っていることをよく理解してもらわねばなりません。一方，研究者に由来するバイアスを減らすためには，極力客観的な指標を用いることが大切です。たとえば，自動血圧測定器を用いるといったことです。また，第3者に評価を任せられるもの（例：X線写真や心電図）は，極力，割り付けのことを（できれば研究仮説のことも）全く知らない第3者に評価してもらうようにします。

> 2重マスク化（2重盲検化）とは，対象者にも研究者にも割り付け内容を伏せることを言う。

> 評価は，できるだけ，割り付けあるいは研究仮説を知らない第3者に実施を依頼する。

4.8 アドヒアランスの悪い対象者をどう扱えばよいか？

　ランダム化比較試験では，治療群に割り付けられていながら，全く薬物を服用しない，もしくは副作用のため，あるいは単に嫌いだからという理由で服薬を中断する人が必ず出てきます。また，プラセボ群に割り付けられた対象者が，自分の意思で実薬群 active treatment に代わってしまうこともあります（これをクロスオーバー cross over と言います）（注：マスク化された研究では起こりえないと思われるかも知れませんが，対象者の中には，処方されている薬物を検査に出して，それがプラセボと分かると，実薬を飲み出す人がいます）。
　こうした服薬の中断やクロスオーバーは，何もランダム化比較試験に限ったことではありません。事実，これらは非ランダム化試験ではもっと頻繁に起こります。なぜなら，日常生活では，服薬を中止したり，別の薬物に変えるといったことは，常に起こることだからです。しかし，これらは，ランダム化比較試験により深刻な影響を与えます。なぜなら，対象者が割り付けに従わなければ，ランダム化を行った意味が失われてしまうからです。
　ランダム割り付け random assignment の目的が，バイアスの除去であったことを思い出してください。研究がすべて，計画通りに行われれば，介入後に研究群間に生じた違いは，介入によるものと結論することができます。しかし，

> アドヒアランスの悪い対象者がいると，ランダム化のメリットが損なわれる。

---

[13] Horng, S. and Miller, F. G. "Is placebo surgery unethical?" *N. Engl. J. Med.* **347** (2002): 137–9.

4 ランダム化研究

> 当初の割り付けを遵守しない対象者を，除外したり，割り付けを変更したりすると，バイアスが生じる。

介入からの脱落やクロスオーバーは，一般にはランダムに生じるものではないため，脱落例を分析から除外したり，クロスオーバーした人を，別の群に含めて分析したりすると，ランダム割り付けが崩れて，研究にバイアスが持ち込まれてしまいます。それを避けるために，ランダム化比較試験では，脱落例を分析から除外したり，クロスオーバーした人を，別の群に含めて分析したりせず，元々割り付けられた群の一員と扱って分析します。これを，「割り付け重視の分析 intention-to-treat (ITT) analysis」と言います[14]。

> 研究期間中何が起きても，除外や割り付けの変更をせずに，元々割り付けられた群の一員と扱って分析をすることを割り付け重視の分析 (ITT) と言う。

割り付け重視の分析は，ランダム化の価値を損なわないための分析戦略ですが，また，同時に，治療効果が実際よりも過大となることを防ぐ効果もあります。なぜでしょうか？ それは，脱落やクロスオーバーは，理由があって生じるからです。その最も典型的な理由は，研究のプロセスへの不満であり，仮に元の群に留まっていても，アドヒアランス（服薬遵守）が低かった可能性があります。したがって，割り付け重視の分析によって，より現実に近い研究結果が得られる可能性があると考えられるのです。こうして，割り付け重視の分析は，ランダム割り付けを保つだけではなく，患者の現実の受療態度など，臨床家により豊かな情報をもたらすというメリットもあります。

> 割り付け重視の分析は，ランダム化の価値を損なわない分析戦略である。

しかし，一方で，プロトコールを忠実に遵守した対象者における効果を見ることにも意味があります。これを，プロトコール重視の分析 per-protocol analysis と言います。このタイプの分析では，治療に全く参加していない，もしくは治療を不完全にしか受けていない対象者は分析から除外されます（例：薬物に関する治験で，服薬率が 85％未満の患者を除外）。プロトコール重視の分析には，こうした患者を除外することによって，介入群における介入効果が薄められるのを防げるというメリットがあります。

> プロトコール重視の分析とは，その対象者が実際に受けた治療（プロトコール）によって，対象者を分類して分析することを言う。

プロトコール重視の分析とは，「実際に受けた治療に基づく分析 as-treated analysis」とも呼ばれ，割り付けされた群ではなく，その対象者が実際に受けた治療によって，対象者を分類して分析します。想像に難くないように，群間で多数の対象者がクロスオーバーすると，群間の区別が薄まり，割り付け重視の分析では，治療の利益やリスクを評価できなくなってしまいます。

プロトコール重視の分析の意義は，腰椎ヘルニアに関して，手術群と非手術群を比較したある臨床試験でよく示されています[15]。この臨床試験では，対象者は，手術群と非手術群（例：理学療法，非ステロイド性の抗炎症薬投与）にランダムに割り付けられましたが，2 年目の段階で，手術群の患者のうち，実際に手術を受けたのは，245 人中 140 人（57％）で，非手術群の患者 256 人中 107 人（42％）が手術を受けるという，非常に大きなクロスオーバーが生じてしまいました。

---

[14] Ellenberg, J. H. "Intent-to-treat analysis versus as-treated analysis." *Drug Info. J.* **30** (1996): 535–44. www.diahome.org/content/abstract/1996/dj302616.pdf. で閲覧できます。

[15] Weinstein, J. N., Tostson, T. D., Lurie, J. D., et al. "Surgical vs nonoperative treatment for lumbar disk herniation." *JAMA* **296** (2006): 2441–50.

表 4.2 に示したように，クロスオーバーはランダムに生じたわけではありません。手術群の患者のうち，実際に手術を受けた患者は，手術を受けなかった患者に比べて，有意に若く，低所得で，下肢伸展挙上テスト straight leg raise で痛みを訴え，下部腰椎にヘルニアがあり，疼痛が強く，身体機能が悪く，障害が強く，症状への苦痛感が強く，症状が悪化していると自己評価していることが示されています。また，非手術群においても，手術を受けた患者と受けなかった患者の間には，統計学的に有意な様々な違いがあることが分かります。

これほど大きなクロスオーバーが生じることは，あまりありませんが，手術と投薬を比較するランダム化比較試験では，クロスオーバーは少なからず生じます。なぜなら，臨床試験に参加した当初はどちらでもかまわないと思っていても，後から手術を受けたい，もしくはやめたいという具合に気持ちが変わることはよくあることで，また，ランダム割り付け後に症状が変化して，別の治療を受けたいと思うこともごく普通にあり得ることだからです。

しかし，私は，プロトコール重視の分析の利点を考慮しても，なお，臨床試

表 4.2 手術と非手術的治療に割り付けられた群において，割り付け通りに治療を受けた人と受けなかった人の比較

	手術群			非手術群		
	手術を受けた人 (n=140)	手術を受けなかった人 (n=92)	P 値	手術を受けた人 (n=107)	手術を受けなかった人 (n=133)	P 値
年齢（歳，平均値）	40	44	0.01	42	44	0.21
年収 5 万ドル以下（%）	47	29	0.01	56	41	0.02
下肢伸展挙上テストによる痛み（%）	67	53	0.05	67	56	0.11
ヘルニアの程度（%）						
L2～3/L3～4	3	13	0.01	5	8	0.45
L4～5	36	33		38	33	
L5～S1	61	54		57	58	
疼痛の程度（平均値）*	24	32	0.002	24	29	0.03
身体機能スコア（平均値）*	36	46	0.003	33	44	<0.001
障害スコア（平均値）**	52	41	<0.001	52	42	<0.001
坐骨神経症状スコア（平均値）						
頻度	16	15	0.14	17	15	0.009
苦痛感	16	15	0.10	16	14	0.001
症状に対する不満度：非常に不満（%）	89	64	<0.001	86	70	0.005
症状に対する自己評価：悪化している（%）	41	26	0.02	41	26	0.02

* スコアが大きいほどよい。
** スコアが小さいほどよい。
Weinstein, J. N., et al. "Surgical vs nonoperative treatment for lumbar disk herniation." *JAMA* **296** (2006): 2441–50 のデータによる。

験の分析は，割り付け重視 intention-to-treat を原則とするべきだと考えます。**表 4.3** から分かるように，割り付け重視で分析すると，3 つのうち，2 つの指標（痛みと障害）が手術群で非手術群より改善しているように見えますが（理学検査所見は差なし），残念ながら，信頼区間はいずれもゼロを含んでいるため，群間には，統計学的な有意差があるとは言えません。

この分析がどうして，割り付け重視なのかと訝しく思う方もいるでしょう。なぜなら，手術群の患者数は，245 人（当初の割り付け人数）ではなくて 186 人，非手術群では，256 人ではなく 187 人だからです。これは，脱落，追跡不能，死亡などにより，アウトカムを測定できなかった患者が分析から除外されているためです。割り付け重視の分析と言えども，アウトカムを測定できなかった患者は，分析に含めることができないことに注意してください（注：ただし，生存分析では，脱落，追跡不能，死亡例は「打ち切り例 censored case」として扱うことができます。**6.4.G** 参照）。

この研究では，プロトコール重視の分析結果も，副次的分析として示されています。それを示したのが**表 4.4** です。この表から分かるように，プロトコー

表 4.3　手術群と非手術群に割り付けられた患者におけるアウトカムの比較：割り付け重視の分析（ITT）

	手術群 (*n*=186)	非手術群 (*n*=187)	治療効果（95%信頼区間）
疼痛の程度（平均値）*	40.3	37.1	3.2（−2.0〜8.4）
身体機能スコア（平均値）*	35.9	35.9	0（−5.4〜5.5）
障害スコア（平均値）**	−31.4	−28.7	−2.7（−7.4〜1.9）

*　スコアが大きいほどよい。
**　スコアが小さいほどよい。
Weinstein, J. N., et al. "Surgical vs nonoperative treatment for lumbar disk herniation." *JAMA* **296** (2006): 2441–50 のデータによる。

表 4.4　割り付け重視の分析とプロトコール重視の分析の比較

	割り付け重視の分析（手術群 vs. 非手術群）による治療効果（95%信頼区間）	プロトコール重視の分析（手術を受けた人 vs. 受けなかった人）による治療効果（95%信頼区間）
疼痛の程度（平均値）*	3.2（−2.0〜8.4）	15.0（10.9〜19.2）
身体機能スコア（平均値）*	0（−5.4〜5.5）	17.5（13.6〜21.5）
障害スコア（平均値）**	−2.7（−7.4〜1.9）	−15.0（−18.3〜−11.7）

*　スコアが大きいほどよい。
**　スコアが小さいほどよい。
Weinstein, J. N., et al. "Surgical vs nonoperative treatment for lumbar disk herniation." *JAMA* **296** (2006): 2441–50 のデータによる。

ル重視の分析では，割り付け重視の分析よりも，手術の利益がより強く出ており，手術を受けた患者と受けなかった患者の間の差は，統計学的に有意となっています。これは，手術の方が投薬治療よりも有効なのに，クロスオーバーによって，その効果が薄められてしまった可能性を示唆しています。しかし，プロトコール重視の分析では，ランダム化が崩れているために，手術の方が優れているという決定的な結論を導くことはできないのです。

5 非ランダム化研究

5.1 非ランダム化研究とは何か？

　非ランダム化介入研究 nonrandomized intervention study とは，ランダム割り付けを伴わない介入研究であり，様々なタイプがあります。こうした研究は，準実験的研究 quasi-experimental study とも呼ばれますが，私は，非ランダム化研究という名称を好みます。なぜなら，この名称を使えば，実験的，非実験的，両方のタイプの研究を包含することができるからです。

　ランダム化比較試験は，必ず前向き研究 prospective study ですが，非ランダム化研究は，必ずしも前向きとは限らず，介入後に研究がデザインされることもあります。また，非ランダム化研究では，コントロール群が設定されないこともあります。

5.2 なぜ非ランダム化研究が必要なのか？

> ランダム化が非倫理的，あるいは不可能な場合は，非ランダム化研究を行う。

　表 5.1 は，非ランダム化研究が必要な場合を，その事例とともに示したものです。最初の 4 つは，ランダム化が非倫理的もしくは現実に不可能である場合で，たとえば，Raschke らの研究を例にとってみましょう。この研究では，患者に副作用のある薬物が処方された場合（例：血中カリウム値が低い患者にジゴキシンが投与される場合）に，その主治医にそれを警告するコンピュータプログラムを開発し，その効果が評価されました [1]。

---

[1] Raschke, R. A., Gollihare, B., Wunderlich, T. A., et al. "A computer alert system to prevent injury from adverse drug events." *JAMA* **280** (1998): 1317–20.

表 5.1　非ランダム化研究になりやすい研究のタイプとその事例

研究のタイプ	例
コントロール群を設定するのが非倫理的，困難，もしくは不必要な状況で，介入前後の比較を行う場合。	副作用を生じる可能性のある薬物の処方がなされた場合に，医師に警告を発するコンピュータソフトの効果を評価する[a]。
ランダム割り付けが非倫理的もしくは実施不可能な状況で，介入群と，別の介入を受ける群もしくは無介入群を比較する場合。	心血管系疾患のリスクを減少させるために，コミュニティレベルの介入の効果を評価する[b]。
ある法律が制定されたり，新しい事業が実施された後に生じる変化を評価する場合。	室内喫煙の禁止を定めた法律の制定が，急性冠症候群の発生率に及ぼす影響を評価する[c]。
非常に稀，もしくは介入後長期間経ってから生じる副作用を検出する場合。	抗精神病薬の投与と突然死の関係を分析するために，処方薬データベースと，死亡登録をリンクして分析する[d]。
ランダム化比較試験で認められた知見の一般化可能性を検討する場合。	ワルファリン投与が，ランダム化比較試験と同じように，実際の臨床でも，心房細動や非弁膜性心疾患における血栓予防に有効かどうかを検討する[e]。

[a] Raschke, R. A., Gollihare, B., Wunderlich, T. A., et al. "A computer alert system to prevent injury from adverse drug events." *JAMA* **280** (1998): 1317–20.
[b] Carleton, R. A., Lasater, T. M., Assaf, A. R., et al. "The Pawtucket Heart Health Program: community changes in cardiovascular risk factors and projected disease risk." *Am. J. Public Health* **85** (1995): 777–85.
[c] Pell, J. P., Haw, S., Cobbe, S., et al. "Smoke-free legislation and hospitalizations for acute coronary syndrome." *N. Engl. J. Med.* **359** (2008): 482–91.
[d] Ray, W. A., Meredith, S., Thapa, P. B., Meador, K. G., Hall, K., and Murray, K. T. "Antipsychotics and the risk of sudden cardiac death." *Arch. Gen. Psychiatry* **58** (2001): 1161–7.
[e] Go, A. S., Hylek, E. M., Chang, Y., et al. "Anticoagulation therapy for stroke prevention in atrial fibrillation: how well do randomized trials translate into clinical practice?" *JAMA* **290** (2003): 2685–92.

　理論的には，警告を受ける医師と受けない医師にランダムに割り付けたり，逆に患者ごとに，医師に警告を送るかどうかをランダムに割り付ける（例：患者が副作用の可能性のある薬物を処方された場合に，主治医に警告を送るかどうかをコンピュータがランダムに割り付ける）こともできましたが，研究者たちは，（副作用が生じる可能性があるのに）警告を送らないことは，非倫理的であると考えました。

　そこでこの研究では，警告を受けた後に，医師が必要な措置をとったかどうかをチェックすることで，プログラムの効果を評価することにしました。コントロール群は設けられませんでしたが，それは大きな問題とは考えられませんでした。なぜなら，医師が警告に従って必要な措置をとれば，それはその介入によるものと考えるのが合理的だからです。

　もちろん，介入群に生じた変化が，介入以外の要因による可能性がある場合には，ランダム割り付けによるものではなくても，コントロール群を設けねば

5 非ランダム化研究

なりません。たとえば，Carleton らは，心血管系疾患を減少させるための，コミュニティレベルの教育プログラムを開発し，その効果を評価しています[2]。介入には，ロードアイランドのポータケット Pawtucket 地区住民，コミュニティ組織，公立・私立の学校，大きな企業，スーパーマーケット，レストラン，市当局，各種の教育プログラムの動員が必要でした。

コミュニティを割り付けの単位として，介入群と非介入群にランダムに割り付けるには，相当数のコミュニティが参加しなければなりませんが，現実にはせいぜい少数の介入コミュニティとそのコントロールとなるコミュニティを設定できればよい方で，ランダム割り付けができることは極めて稀です。ポータケット地区における介入研究では，ある別の地域がコントロールに設定されました。この研究では，介入後，ポータケットの住民の間で，コレステロール値，血圧値，喫煙者の存在率 prevalence の低下が認められましたが，同じ変化が，コントロール地域でも認められたため，介入の効果ではないと結論されました。この研究では，コントロールの存在が鍵でした。なぜなら，それがなければ，ポータケット住民の間に生じた変化が介入によるものでないことを知るすべがなかったからです。

> 法的規制の効果は，一般に非ランダム化デザインで評価される。

非ランダム化研究がよく実施されるのは，新しい法律や政府の事業などの効果を評価する場合です。こうした場合には，ランダム割り付けが可能なことはほとんどありません。一般には，そうした法律や事業がまだ成立もしくは実施されていない地域との比較が行われます。たとえば，スコットランドでは，2006 年に，公共空間における屋内喫煙が禁止されました。Pell らは，この規制の効果を評価するために，急性冠症候群 acute coronary syndrome による入院の変化をアウトカムとする研究を実施しました[3]。規制の施行前後を比較した結果，施行後の急性冠症候群による入院は，施行前に比べて 17％減少しました。これが喫煙禁止法の効果であるかどうかを評価するために，まだそうした規制が導入されていなかったイングランドと比較した結果，イングランドでは，同症候群による入院の減少は 4％に過ぎないことが分かりました。

治療後長期間経ってから生じる（＝潜伏期間の長い）稀な副作用の検出には非ランダム化研究が用いられます。稀な副作用の検出には，非常に多くの対象者を登録する必要があり，また，研究期間が非常に長期間にわたるため，ランダム化比較試験を行うことは現実的に不可能だからです。たとえば，抗精神病薬に関連した突然死を例にとれば，突然死は抗精神病薬と無関係にも生じるため，抗精神病薬を服用をしている人としていない人で発生率を比較する必要があります。それをランダム化比較試験で検討するには，突然死が極めて稀な現象であるため，十分な観測数を得るためには，何万人もの対象者を登録しなければ

---

[2] Carleton, R. A., Lasater, T. M., Assaf, A. R., et al. "The Pawtucket Heart Health Program: community changes in cardiovascular risk factors and projected disease risk." *Am. J. Public Health* **85** (1995): 777–85.
[3] Pell, J. P., Haw, S., Cobbe, S., et al. "Smoke-free legislation and hospitalizations for acute coronary syndrome." *N. Engl. J. Med.* **359** (2008): 482–91.

なりません。

そこで，Rayらは，この問題を非ランダム化研究を用いて検討しようとしました[4]。彼らは，処方薬データを含むMedicaidのデータベースと死亡登録のデータベースをリンクさせて，抗精神病薬を中等量投与されていた患者，少量投与されていた患者，以前投与されていた患者，全く投与されていなかった患者の間で，突然死の頻度を比較しました。

表5.2の最初の行に，各群について非常に大きな人年person yearが記されていることに注意してください。これが，この研究の最も重要なポイントで，突然死の発生は，絶対数が少なく（2行目），発生率（1万人対）が非常に小さいため，大きな人年が必要とされたのです（1行目）。仮に，抗精神病薬投与群とプラセボ群を設けたランダム化比較試験を企画しても，サンプルサイズが小さすぎて，これほど稀な副作用の発生の違いを検出することなどできません。この研究は，そのような大きな観測数に基づいて，抗精神病薬を中等量投与されていた患者では，全く投与されていなかった患者に比べ，突然死の発生が有意に高いことを明らかにしたのです。

また，非ランダム化研究には，ランダム化比較試験よりも，得られた知見の一般化可能性generalizabilityが高いという利点があります。たとえば，ランダム化比較試験（効能試験efficacy trial）で有効性が確認されても，それが現実の条件下（効果試験effectiveness trial）でも有効かどうかは分かりません（**2.2.C**）。これは，介入が複雑で，対象者からの相当の協力が必要な場合には，特にそうです。たとえば，心房細動や非弁膜性心疾患の患者における虚血性発作の予防に，抗凝固薬であるワルファリンの投薬が有効なことがいくつかのランダム化比較試験で示されています。ワルファリン投与は，副作用として出血のリスクを高めますが，厳格な監視下で行われた臨床試験では，投与の利益がコスト（出血の危険）を上回ることが示されました。しかし，実際の臨床においては，ワル

> 非ランダム化研究では，ランダム化比較試験で得られた知見を，現実的条件下で検討できる。

表5.2　抗精神病薬の投与と突然死の関連

特性	現在服用中の患者 中等量	少量	以前服用	服用歴なし
追跡人年	26 749	31 864	37 881	1 186 501
心臓突然死	46	51	53	1 337
発生率（1万人年対）*	26.9	14.4	15.7	11.3
調整済みの発生率比	2.39	1.30	1.20	1
95% 信頼区間	1.77〜3.22	0.98〜1.72	0.91〜1.58	(ref)

＊直接法によって，年齢，性別分布を標準化して算出
Ray, W. A., et al. "Antipsychotics and the risk of sudden cardiac death." *Arch. Gen. Psychiatry* **58** (2001): 1161–7 のデータによる。

---

[4] Ray, W. A., Meredith, S., Thapa, P. B., Meador, K. G., Hall, K., and Murray, K. T. "Antipsychotics and the risk of sudden cardiac death." *Arch. Gen. Psychiatry* **58** (2001): 1161–7.

ファリンは治療域 therapeutic window の狭い，取扱いの難しい薬物であり，飲みすぎ，飲み忘れ，食事の変化によって，その抗凝固能は大きく変動します。また，高齢者では心房細動が多く，かつ転倒に伴う出血が特に問題となりやすいにもかかわらず，それらの研究には，高齢者があまり含まれていませんでした。

そこで，実際の臨床におけるワルファリン投与の利益や副作用の程度を確かめるために，Goらは，ある健康維持機関 health maintenance organization（HMO）（訳注：米国の民間医療保険組織。この場合 Kaiser Permanente）の加入者で，非弁膜性心房細動を有し，かつ抗凝固薬への禁忌がない1万1526人の患者について，医学的，薬学的データや臨床検査に関するデータを集めて分析を行いました[5]。その結果，ワルファリンによる虚血性発作予防効果や脳内出血のリスクは，ランダム化比較試験で得られた程度とほぼ同じであることが示され，それにより，非弁膜性心房細動があり，かつ抗凝固薬への禁忌がない患者へのワルファリン投与の有効性に対する強力なエビデンスが与えられることになったのです。

5.3 非ランダム化の欠点は何か？

> 非ランダム化研究では，群間でベースライン特性が異なる可能性がある。

非ランダム化研究の欠点は，研究群間にベースライン特性の違いが存在しやすく，それが結果に交絡する可能性があることです。交絡 confounding は，ある特性が，群間で異なり，かつそれがアウトカムと因果関係を持つ場合に生じます（**図 5.1**）。

非ランダム化研究における交絡の影響を，実例について見てみましょう。これは，高齢者対するインフルエンザワクチンの効能を評価するために実施された研究です[6]。ある健康維持機関（HMO）の加入者のデータベースを用いて行われたこの研究では，ワクチン接種を受けた人と受けていない人におけるインフルエンザ罹患の有無が検討されました。**表 5.3** に示したように，2つのインフルエンザ流行期における呼吸器感染症による平均入院数は，ワクチン接種群の方が大きい（！）という結果になっています。これだけを見れば，ワクチンは，呼吸器感染症による入院を減少させないどころか，増加させてしまうと結論してしまいかねません。

しかし，非ランダム化研究によく見られるように，この場合も研究群間には，たとえば，心血管系疾患，慢性肺疾患，糖尿病，血管炎，リウマチ性疾患，認知症や脳卒中など，様々なベースライン特性の違いが存在していました（**表 5.4**）。

---

[5] Go, A. S., Hylek, E. M., Chang, Y., et al. "Anticoagulation therapy for stroke prevention in atrial fibrillation: how well do randomized trials translate into clinical practice?" *JAMA* **290** (2003): 2685–92.

[6] Nichol, K. L., Margolis, K. L., Wuorenma, J., and Sternberg, T. V. "The efficacy and cost effectiveness of vaccination against influenza among elderly persons living in the community." *N. Engl. J. Med.* **331** (1994): 778–84.

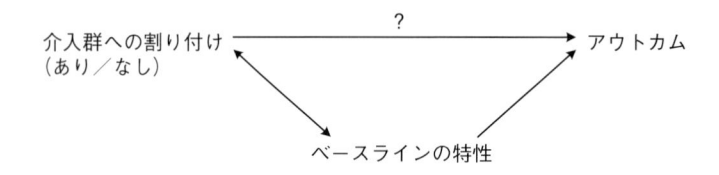

```
介入群への割り付け ————?———→ アウトカム
  (あり/なし)    ↘         ↗
              ベースラインの特性
```

図5.1 介入における交絡

表5.3 インフルエンザの2流行期におけるワクチン接種者と非接種者における急性，慢性呼吸器症状による入院数の比較

	1991～1992年のワクチン接種		1992～1993年のワクチン接種	
	あり (n=15 288)	なし (n=11 081)	あり (n=14 647)	なし (n=11 979)
急性，慢性呼吸器症状による平均入院数（1000人対）	31.8	31.0	30.7	26.5

Nichol, K. L., et al. "The efficacy and cost effectiveness of vaccination against influenza among elderly persons living in the community." *N. Engl. J. Med.* **331** (1994): 778–84 のデータによる。

表5.4 インフルエンザの2流行期におけるワクチン接種を受けた人と受けない人のベースライン特性

特性	1991～1992年のワクチン接種			1992～1993年のワクチン接種		
	あり (n=15 288)	なし (n=11 081)	P値	あり (n=14 647)	なし (n=11 979)	P値
過去12カ月に外来で受けた診断（%）						
心血管疾患	15.5	8.9	<0.001	17.1	11.5	<0.001
慢性肺疾患	9.9	5.2	<0.001	10.1	6.4	<0.001
糖尿病	10.8	6.4	<0.001	11.6	7.9	<0.001
血管炎，リウマチ性疾患	2.0	1.1	<0.001	2.1	1.3	<0.001
認知症あるいは脳卒中	2.2	3.9	<0.001	2.4	4.5	<0.001
過去12カ月に入院時で受けた診断（%）						
心血管疾患	4.8	2.9	<0.001	5.4	3.7	<0.001
慢性肺疾患	2.6	1.8	<0.001	2.5	2.1	0.06
過去12カ月における肺炎罹患（%）	4.1	2.5	<0.001	4.1	3.4	0.003

Nichol, K. L., et al. "The efficacy and cost effectiveness of vaccination against influenza among elderly persons living in the community." *N. Engl. J. Med.* **331** (1994): 778–84 のデータによる。

5 非ランダム化研究

そして，ほとんどの特性は，ワクチン接種群よりも非接種群で良好でした。言い換えれば，ワクチン接種を受けた人々は，もともと健康状態が悪かったということになります。こうしたタイプの交絡を，「適応による交絡 confounding by indication」と言います。これは，その要因があると介入を受ける確率が高まり，かつその要因とアウトカムの間に因果関係がある場合に生じます[7]。

> 「適応による交絡」は，対象者のある要因と介入に関連があり，かつその要因とアウトカムの間に因果関係がある場合に生じる。

この研究の場合，交絡が生じたのは，慢性的に不健康な状態にある人々の方が，インフルエンザワクチン接種を受ける機会が多かったこと，つまり，もともと健康状態が悪く，インフルエンザに罹れば，重篤な状態に陥る恐れがあったため，そうした患者が，自ら，あるいは医師の勧めで，ワクチン接種を受けたことによります（注：この逆の適応による交絡もあります。たとえば，不健康な人を避けて行われる手術がその例です）[8]。

この研究の場合，表5.5に示したように，ベースライン特性の違いを多変量解析で調整すると，ワクチンを接種しなかった人々の方が接種した人々よりも，入院率が高いという結果となりました。

入院率の違いの95%信頼区間にゼロが含まれていないため，この多変量解析の結果は統計学的に有意で，呼吸器疾患による入院の違いとワクチン接種との間には，表5.3とは違った（そしてより妥当性の高い）関係があることが分かります。

多変量解析は，交絡に対処する手段として，非ランダム化研究において最もよく用いられる方法の1つです。層化 stratification が用いられることもありますが，この方法が適用できるのは，重要な特性がせいぜい2つまでの場合で，この研究の場合，ワクチン接種群と非接種群の間には，非常に多くの特性の違いが存在しているため，層化は向きません。また，実際，群間の特性の違いが1つや2つで済むことは，一般にはまずありません。非ランダム化研究で用いられるもっと高度な方法としては，傾向スコア propensity score や操作変数（インスツルメント変数）instrumental variable の利用，あるいは，感度分析などがあります（第7章）。

これら以外にも，次節で述べるように，研究デザインの段階で，研究群間のベースライン特性を近づけるという方法があります。

---

[7] 適応による交絡と選択バイアス selection bias は区別しなければなりません。選択バイアスは，ある要因（例：対象者の居住地域）が，その対象者が介入を受けるかどうかに影響するが，アウトカムとは独立した関連を持たない場合に生じます（疾患が地域特有の環境曝露による場合を除けば，一般には，居住地が疾患の罹りやすさに関連することは稀です）。この問題について，さらに詳しく勉強したい人は以下の文献を参照してください。Salas, M., Hofman, A., and Stricker B.H. "Confounding by indication: an example of variation in the use of epidemiologic terminology." *Am. J. Epidemiol.* **149** (1999): 981–3.

[8] 適応による交絡について，もっと詳しく知りたい方は，以下の文献を参照してください。Hak, E., Verheij T. J. M., Grobbee, D. E., Nichol, K. L., and Hoes, A. W. "Confounding by indication in non-experimental evaluation of vaccine effectiveness: the example of prevention of influenza complications." *J. Epidemiol. Community Health* **56** (2002): 951–5. www.jech.bmj.com; Grobbee, D. E. and Hoes, A. W. "Confounding and indication for treatment in evaluation of drug treatment for hypertension." *BMJ* **315** (1997): 1151–4. http://bmj.bmjjournals.com/cgi/content/full/315/7116/1151.

表5.5 インフルエンザの2流行期におけるワクチン接種者と非接種者における急性，慢性呼吸器症状による高齢者の平均入院数（1000人対）

	平均入院数（1000人対）			
	1991～1992年のワクチン接種		1992～1993年のワクチン接種	
	あり	なし	あり	なし
入院の原因	(n=15 288)	(n=11 081)	(n=14 647)	(n=11 979)
急性および慢性呼吸症状				
未調整	31.8	31.0	30.7	26.5
調整済み	23.7	39.0	24.1	33.1
差（95%信頼区間）	−15.3（−22.4～−8.2）		−9.0（−16.0～−2.0）	
P値	<0.001		0.01	

Nichol, K. L., et al. "The efficacy and cost effectiveness of vaccination against influenza among elderly persons living in the community." *N. Engl. J. Med.* **331** (1994): 778–84 のデータによる。

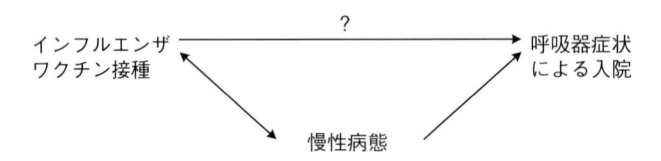

図5.2 インフルエンザワクチン接種における「適応による交絡」

5.4 デザイン段階でランダム化なしに研究群間の比較可能性を高めるにはどうすればよいか？

デザイン段階でランダム化を用いずに研究群間の比較可能性を高める方法としては，マッチングmatchingと，比較可能性の高い集団（クラスター）の利用という2つの方法があります。

5.4.A マッチング

> 個人マッチングによって，研究群間の比較可能性を高めることができる。

個人マッチングでは，各介入対象者ごとに，アウトカムに強い影響を与えると思われる要因（例：性別と年齢）が一致する人を探して，コントロール群に取り入れていきます。たとえば，Sjöström らは，肥満外科手術 bariatric surgery の効果を評価するために，個人マッチングを用いた研究を実施しています[9]。

---

[9] Sjöström, L., Narbro, K., Sjöström, C. D., et al. "Effects of bariatric surgery on mortality in Swedish obese subjects." *N. Engl. J. Med.* **357** (2007): 741–52; Sjöström, L., Lindroos, A., Peltonen, M., et al. "Lifestyle, diabetes, and cardiovascular risk factors 10 years after bariatric surgery." *N. Engl. J. Med.* **351** (2004): 2683–93.

5 非ランダム化研究

この研究では，マスメディアやクリニックを通してリクルートした肥満者に，治療の希望（手術か服薬か）に関する質問を含む質問票に答えてもらい，手術を希望し，かつその適応と考えられた人には，手術の手続きを進め，手術を望まなかった人には，コントロール群に入ってもらいました。

次に，開発したコンピュータプログラムを用いて，手術群の1人1人について，18の項目がマッチングする相手をコントロール群の中から探し出しました（注：1人のケースについて，複数の相手が見つかることもあります）。量的な項目については，マッチングは，たとえば，体重は，2kgの違いまでは許容するといった具合に，ある幅を持たせて行われました。実際，マッチング項目が18もある中で，体重が120.3kgのケースに，正確に同じ体重を持つコントロールを見つけることは不可能に近いことです。マッチングが完全ではないため，マッチングした後でも，**表5.6**に示すように，研究群間には，マッチングした変数についても有意な違いが存在していました。

この研究では，マッチングによって，7つの変数（性別，糖尿病の存在率 prevalence，身長，収縮期血圧，単調忌避スコア monotony avoidance score，

> マッチングを行っても，研究群間の一部の特性が比較可能になるに過ぎない。

表5.6　手術治療希望群とマッチングで選ばれた通常治療希望群の特性の比較

	手術治療群 (n=2010)	通常治療群 (n=2037)	P値
性別			
男性	590	590	
女性	1420	1447	0.79
閉経期にある女性（%）	32	36	0.04
検査を受けた年齢（歳）	46	47	<0.001
毎日喫煙者（%）	28	20	<0.001
糖尿病（%）	7	6	0.12
体重（kg）	119	117	<0.001
身長（m）	1.7	1.7	0.64
腹囲（cm）	124	122	<0.001
腰囲（cm）	126	124	<0.001
収縮期高血圧（mmHg）	141	140	0.25
中性脂肪（mmol/L）	2.23	2.15	0.09
コレステロール（mmol/L）	5.84	5.75	0.004
現在の健康スコア	21	23	<0.001
単調忌避スコア	23	23	0.525
精神衰弱スコア	23.9	23.2	<0.001
社会的サポートの量	6	6	0.48
社会的サポートの質	4	4	0.55
ストレスの原因となる生活上の出来事	3	2	0.09

Sjöström, L., et al. "Effects of bariatric surgery on mortality in Swedish obese subjects." *N. Engl. J. Med.* **357** (2007): 741–52 のデータによる。

社会的サポートの量，社会的サポートの質）については，手術群とコントロール群でほぼ近い値になりましたが，残りの11項目については，差は小さいものの，両群の間には，統計学的に有意もしくは有意に近い差が存在していました。たとえば，両群間の平均体重の差は2.3kgで，手術群の方が重く，介入効果を弱める方向でのバイアスがかかっていました。

そこで，この研究では，交絡する可能性のあるこれらの変数を多変量解析を用いて調整し，その結果，肥満手術を受けた患者では，死亡リスクが有意に低いことが明らかとなりました（ハザード比0.73，95％信頼区間0.56～0.95）。

この研究では，この調整後のリスクと調整前のリスク unadjusted risk（ハザード比0.76，95％信頼区間0.59～0.99）の値が，非常に近いことから，マッチングによって，少なくとも研究者たちが測定した変数については，交絡がうまく除去されていたことが分かります。

個人マッチングについては，もう1つ指摘しておくべき重要なポイントがあります。それは，ケースとコントロールは，同じ集団の中から選ばれなければならないということです。それは，ケースとコントロールを異なる集団から選ぶと，バイアスが混入する恐れがあるからです（例：ケースを病院の入院患者から選び，コントロールを電話帳からランダムに選ぶといった場合）。この研究の場合，ケースもコントロールも，メディアの広告に応募した人々やクリニックから紹介のあった肥満者の中から選ばれました。

マッチングされたデータの解析には，2つの方法があります。マッチングが，単に，研究群間の特性を近づけるために行われる場合は，通常の統計分析を用いることができます。上記の肥満手術の研究はその例です。しかし，マッチングが，1（ケース）：1（コントロール）あるいは1：Xという一定の比を保って行われる場合には，マッチングしたデータに特有の統計解析を用いなければなりません[10]。

マッチングは，比較可能な研究群を設定する上で有用な方法ですが，欠点もあります。それは，ケースに対応するコントロールが見つからない場合には，そのケースを研究から除外しなければならないことです。また，一旦ある変数をマッチングに用いたら，その変数とアウトカムの関係を分析することはできなくなるという問題もあります。さらには，マッチングに用いる変数によっては，研究対象者が特殊な人々に偏る可能性（選択バイアス）があります。こうした理由から，マッチングよりも，統計解析によって，交絡を調整する方法（第7章）が好まれる傾向にあります。

> マッチングは同じ集団の中で行わねばならない。

5.4.B 比較可能性の高い集団（クラスター）を設定する

4.5で，クラスターランダム割り付けについて解説しましたが，ランダム割り

---

[10] Katz, M. H. *Study Design and Statistical Analysis: A Practical Guide for Clinicians.* Cambridge: Cambridge University Press, 2006: pp. 116–9.

付けをしない場合でも，比較可能な集団（クラスター）を見つけて，それをコントロール群とすることもできます（クラスターマッチング）。

表 5.7 は，非ランダム化研究でクラスターが用いられる場合を，その実例とともに示したものです。

クラスターを集められるのなら，それらをランダムに割り付ければよいのではと思われるかもしれません。確かに，それが統計学的には優れた研究デザインあることは間違いありません。しかし，現実的には，ランダム割り付けができないことが多く，それには 3 つの場合があります。第 1 は，相手がランダム割り付けを受け入れない場合，第 2 は，研究が自然の実験 natural experiment を扱うため，研究者側で介入群を設定できない場合，第 3 は，クラスター数が少なすぎて，ランダム割り付けができない場合です（**4.5**）。

表 5.7 クラスターを用いた非ランダム化デザイン

クラスターの種類	例
学校	6 つの学校を対象に，生徒の食生活の改善と身体活動の増加を目的とした介入を実施した。コントロール群は，マッチングで選ばれた 8 つの学校とした[a]。
町や市	3 つの地域を対象に，成人における心血管系疾患の予防を目的とする介入を実施した。コントロール群は，人口と地域のタイプでマッチングされた 3 つの地域とした[b]。
病院，クリニック，担当医	成人の急性気管支炎に対する抗生物質の処方を減らすことを目的とした介入を，あるクリニックで実施した。コントロール群としては，介入の 1 部しか実施しないクリニックを 1 つ，無介入のクリニックを 2 つ設定した[c]。
職域	20 のスーパーマーケットにおいて，買い物客の栄養摂取を改善するための介入を実施した。コントロール群は，周辺住民の人種構成，年齢，職業，収入，持ち家所有者の割合，ストア内薬局の有無でマッチングされた 20 のスーパーマーケットとした[d]。
近隣住民，警察の所轄地域	多角的な暴力予防プログラムが実施された所轄地域とされていない所轄地域では，発砲事件が減少した[e]。

[a] Gortmaker, S. L., Cheung, L. W. Y., Peterson, K. E., et al. "Impact of a school-based interdisciplinary intervention on diet and physical activity among urban primary school children." *Arch. Pediatr. Adolesc. Med.* **153** (1999): 975–83.

[b] Luepker, R. V., Murray, D. M., Jacobs, D. R., et al. "Community education for cardiovascular disease prevention: risk factor changes in the Minnesota Heart Health Program." *Am. J. Public Health* **84** (1994): 1383–93.

[c] Gonzales, R., Steiner, J. F., Lum, A., and Barrett, P. H. "Decreasing antibiotic use in ambulatory practice: impact of a multidimensional intervention on the treatment of uncomplicated acute bronchitis in adults." *JAMA* **281** (1999): 1512–9.

[d] Rodgers, A. B., Kessler, L. G., Portnoy, B., et al. " 'Eat for Health': a supermarket intervention for nutrition and cancer risk reduction." *Am. J. Public Health* **84** (1994): 72–6.

[e] *Chicago Project for Violence Prevention*. Fiscal Year 2007 Report to the State of Illinois. August 2007. www.ceasefireillinois.org

現実社会におけるクラスターランダム割り付けの難しさ[11]を理解するために，今，子どもにおけるインフルエンザワクチンの予防効果を検討した研究を取り上げてみましょう[12]。この研究は，社会属性の類似した11の学校を対象として行われました。11の学校のうち7つの学校では，介入（ワクチン）をランダムに割り付けることができましたが，残りの4つの学校では，プラセボの使用は，子どもに何の利益もないと判断されたため，ランダム割り付けは拒否され，ワクチン接種を行うかどうかは，それぞれの学校の管理職に委ねられることになりました。プラセボを用いた完全にランダム化された研究が，ワクチンの効能を評価する上でより強力な研究デザインであるとしても，それにこだわればこの研究自体が頓挫してしまったことでしょう。

　この研究では，流行がピークとなった週におけるインフルエンザ様疾患の頻度が，ワクチン接種校の子どもでは，非接種校の子どもよりも低かったことが示されました。ランダムに割り付けられた学校に絞って分析をしても，ワクチン接種の有効性が確認されました。

　個人マッチングの場合（**5.4.A**）と同じように，クラスターマッチングを行った場合でも，様々な変数による交絡が生じる可能性があるため，多変量解析による調整が必要となります。その方法については，第7章で解説します。

---

[11]「クラスター cluster」という言葉には，クラスターにも様々なレベルがあるため，やや混乱を招きやすいところがあります。たとえば，1つの学校の中にも，学級というクラスターがあり，州の中には市や郡というクラスターがあるといった具合です。この研究では，学校をクラスターとして，ランダムに，もしくは学校の管理職の意向によって，接種校，非接種校に割り付けられました。

[12] King, J. C., Stoddard, J. J., Gaglani, M. J., et al. "Effectiveness of school-based influenza vaccination." *N. Engl. J. Med.* **355** (2006): 2523–32.

6 介入研究の統計学的分析

6.1 介入効果の検定にはどのような統計学的方法を用いるか？

　この章では，介入効果の判定に用いる検定方法について解説しますが，実は，その最も基本となる研究仮説の問題については，第3章ですでに解説しています。

　研究仮説は，一般に，「差なし仮説（帰無仮説）null hypothesis」の形で述べられ，介入研究では，一般に，以下の3つに大別されます。

1. 介入前後でアウトカムに差がない。
2. 介入群における介入前後のアウトカムの変化とコントロール群における介入前後のアウトカムの変化との間に差がない。
3. 介入後のアウトカムに，介入群とコントロール群の間で差がない。

　仮説が決まったら，統計学的検定を用いて，差なし仮説（帰無仮説）が正しい確率を計算します。そして，確率が非常に低い場合に，差あり仮説（対立仮説）alternative hypothesis，つまり，介入によって，有意の変化が生じたという仮説を採用するのです。

　そのためには，適切な統計学的検定を用いる必要がありますが，その際には，以下の条件を考慮する必要があります。

(a) アウトカム変数の特性
(b) アウトカムが測定された回数
(c) 研究群の数
(d) 2変量解析と多変量解析のどちらが必要かの決定
(e) 研究デザインは，縦断研究（コホート研究）か，連続横断研究か

表 6.1　アウトカム変数のタイプ

変数のタイプ	説明	例
間隔変数（連続変数），正規分布	スケールのどの部分においても，同じ間隔の大きさは等しい。値は釣鐘型に分布する。	集団の確率サンプルにおける血圧測定値
間隔変数（連続変数），非正規分布	スケールのどの部分においても，同じ間隔の大きさは等しい。値は釣鐘型の分布はせず，右もしくは左に歪んだ形をとるか，2峰性の分布，もしくは閾値型分布をする。	病院の入院期間（普通，ピークが左に偏った分布をし，最も短い入院は1日未満で，平均入院日数は3〜4日，一部の患者は何カ月も入院する。）
順序変数	序列化が可能な複数のカテゴリー	心不全のNYHA分類
2区分変数（2値変数）	2つのカテゴリー	生／死，心臓発作（あり／なし）
アウトカム発生までの時間	観察開始からアウトカム発生までの時間	死亡までの期間，がん寛解までの時間

　アウトカム変数のタイプについては，**表 6.1**[1]を参照してください。

　アウトカムの測定回数については，一般に，測定が2回か，それ以上か，あるいは連続的に多数（例：20回以上）の測定がなされているかによって，用いる統計学的手法は異なります。連続的に多数の測定がなされている場合（time series）の検定法については，第8章で解説します。用いる検定法は，研究群の数（2つ，あるいはそれ以上）だけではなく，研究デザイン，つまり，連続横断研究かコホート研究かによっても異なりますが，それは，研究デザインによって，観察の独立性が異なるからです。前者では，毎回対象者が異なるので，それぞれの観察は独立ですが，後者では，同じ個人からの複数のデータであるため，データ同士は独立ではありません（＝関連がある）。

　本章では，分かりやすいように，上述した仮説のタイプ別に検定を論じます。仮説タイプ1については，**6.2** と **6.3**，仮説タイプ2については，**6.4** と **6.5**，仮説タイプ3については，**6.6** で解説し，各セクションでは，アウトカムのタイプ，アウトカムの測定回数，研究群の数，解析のタイプ（2変量，多変量）に応じた検定方法を解説します。コホート研究と連続横断研究では，用いる統計学的手法が非常に異なるため，それらについては，各セクションで区別して論じます（コホート研究については **6.2** と **6.4**，連続横断研究については，**6.3** と **6.5**）。

---

[1] **表 6.1** には，名義変数は含まれていません。アウトカム変数として用いられることはあまりないからです。間隔変数が，正規分布をしているかどうかを見極める方法を含め，変数のタイプに関してさらに詳しく勉強したい人は，下記の拙著を参照してください。Katz, M. H. *Study Design and Statistical Analysis: A Practical Guide for Clinicians.* Cambridge: Cambridge University Press, 2006: pp. 35–6, 52–9.

6.2 コホート研究における介入前後の違いは統計学的に有意か？

表 6.2 は，コントロール群がない場合に，介入前後の差の検定に用いられる 2 変量解析を示したものです。以下，アウトカムのカテゴリー別に解説します。

6.2.A アウトカムが正規分布をする間隔変数の場合

▶TIP
間隔変数で，臨床的に重要なアウトカムについては，平均値と 95％信頼区間を算出する。

介入前後を比較するデザインで，アウトカム変数が正規分布をする間隔変数の場合，最も簡単な方法は，介入前の平均値と介入後の平均値の差とその 95％信頼区間を計算することです。この方法は，アウトカムが，体重や血圧など，臨床的に重要な変数である場合に，特に適した方法であると言えます。なぜなら，そうした変数では，単に違いが統計学的に有意であるかどうかだけではなく，その差の大きさが臨床的に意味があるものかどうかをすぐに把握することができるからです。

たとえば，Savoye らは，8 〜 16 歳の肥満児に対する Bright Bodies という体重コントロールプログラムを開発しました[2]。家庭で実施されるこの介入プログラムは，運動，栄養管理，行動変容からなり，6 カ月後に，2.6kg の体重減少が認められました（**表 6.3**）。95％信頼区間が 0 を含まないため，この減少は偶然によるものではないと結論できます（訳注：ただし，介入による減少かどうかは分かりません）。しかし，12 カ月後には，ベースラインよりもわずかに高い値になってしまいました（ただし，95％信頼区間が 0 を含むため，その差は統計学的には有意ではありません）。このように，アウトカムが間隔変数の場合は，効果の大きさや変化を直感的に把握しやすいという利点があります。

アウトカムが正規分布をする間隔変数で，同じ対象者における介入前後を比較する場合には，対応のある t 検定を用いる。

アウトカム変数が正規分布をする間隔変数の場合，介入前後の違いは，対応のある t 検定 paired t-test を用いて検定することもできます。たとえば，Garfinkel らは，ヨガが，手根管症候群の症状を軽減するのに役立つかどうかを

表 6.2　コントロール群のないコホート研究において，介入前後の差を比較するための 2 変量解析

アウトカム変数のタイプ	2 時点のみでの測定	3 時点以上における測定
間隔変数（連続変数），正規分布	平均値の差と 95％ 信頼区間 対応のある t 検定	反復測定の分散分析
間隔変数（連続変数），非正規分布	ウイルコクソンの符号順位検定	フリードマン検定
順序変数	ウイルコクソンの順位和検定	フリードマン検定
2 区分変数	マクネマー検定	コクランの Q 検定

[2] Savoye, M., Shaw, M., Dziura, J., et al. "Effects of a weight management program on body composition and metabolic parameters in overweight children: a randomized controlled trial." *JAMA* 297 (2007): 2697–704.

表6.3　Bright Bodies に参加した105人の肥満児童における体重の変化

	ベースライン	6カ月後	12カ月後
平均体重	87.0 kg	84.4 kg	87.3 kg
ベースラインからの平均変化量		−2.6 kg	0.3 kg
95% 信頼区間		−4.2 〜 −0.9 kg	−1.4 〜 2.0 kg

Savoye, M., et al. "Effects of a weight management program on body composition and metabolic parameters in overweight children: A randomized controlled trial." *JAMA* **297** (2007): 2697–704 のデータによる。

評価する研究を行っています[3]。この研究では，介入前後に何回も測定が行われ，介入前後で，有意に握力が増加し，痛みが減少し，知覚神経伝導速度にも改善傾向（速度の上昇）のあることが認められました（**表6.4**）。

表6.4 では，対応のある t 検定が用いられています。この検定の t 値は，対応のある測定間の平均変化量を変化の標準偏差で割って算出されます。この t 値が大きいほど，P 値は小さくなります。

正規分布をする間隔変数の測定が3回以上行われている場合は，対応のある t 検定ではなく，反復測定の分散分析 repeated measures analysis of variance が用いられます。たとえば，Taubert らは，ブラックチョコレートの血圧に及ぼす効果を評価する研究を行っています[4]。**表6.5** は，この研究における6週目，12週目，18週目におけるベースラインからの血圧の変化を示したものです。

反復測定のある分散分析の P 値が統計学的に有意であれば，2つの対応のある測定値間の検定を行います。しかし，この場合，多数の検定を行うことになるため，多仮説検定（多重比較）に対する P 値の調整を行う必要があります。こ

> アウトカムが正規分布をする間隔変数で，同じ対象者における複数回の測定を比較する場合には，反復測定のある分散分析を用いる。

表6.4　ヨガコース（週2回，8週間）による介入実施前後の比較

変数	n	平均（標準偏差）介入前	介入後	P値
握力（mmHg）	33	161.6 (70.4)	187.4 (68.8)	0.009
痛み（視覚アナログスケール [VAS]，1〜10）	22	5.0 (2.8)	2.9 (2.2)	0.02
知覚神経伝導速度（中央値，ms）	35	4.40 (1.5)	3.97 (1.5)	0.18
運動神経伝導速度（中央値，ms）	33	4.79 (1.3)	4.27 (1.4)	0.08

Garfinkel, M.S., et al. "Yoga-based intervention for carpal tunnel syndrome: A randomized trial." *JAMA* **280** (1998): 1601–3 のデータによる。

---

[3] Garfinkel, M. S., Singhal, A., Katz, W. A., et al. "Yoga-based intervention for carpal tunnel syndrome: A randomized trial." *JAMA* **280** (1998): 1601–3.

[4] Taubert, D., Roesen, R., Lehmann, C., Jung, N., and Schomig, E. "Effects of low habitual cocoa intake on blood pressure and bioactive nitric oxide." *JAMA* **298** (2007): 49–60.

表 6.5　ブラックチョコレート摂取の血圧に及ぼす影響

	ベースラインからの平均変化量（mmHg）			
	6 週目	12 週目	18 週目	P 値
収縮期血圧	−0.6	−2.4	−2.9	<0.001
拡張期血圧	−0.3	−1.3	−1.9	<0.001

Taubert, D., et al . "Effects of low habitual cocoa intake on blood pressure and bioactive nitric oxide." *JAMA* **298** (2007): 49–60 のデータによる。

の研究ではホルム法 Holm method（**9.3**）が用いられました[5]。たとえば，ベースラインから 6 週目における血圧の低下は統計学的に有意ではなく（$P=0.16$），12 週目と 18 週目の低下は，統計学的に有意でした（$P<0.001$）。

この研究で最も重要な知見は，チョコレート好きの人には，もっと沢山食べる口実（！）が得られたことです。

6.2.B　アウトカムが，非正規分布をする間隔変数，もしくは順序変数である場合

> アウトカムが非正規分布をする間隔変数あるいは順序変数で，同じ対象者における介入前後を比較する場合には，ウイルコクソン検定を用いる。

アウトカムが非正規分布をする間隔変数 interval variable，もしくは順序変数 order variable で，その介入前後の差を検定する場合には，ウイルコクソンの符号順位検定 Wilcoxon signed-rank test を用います[6]。たとえば，Belfort らは，糖尿病における脂肪性肝炎（脂肪肝）に対するピオグリタゾンによる服薬治療の効果を評価する研究を行っています[7]。研究の結果，治療後に 4 つの肝疾患の指標に有意の改善が認められました（**表 6.6**）。これらの変数は順序変数であるため，統計学的検定には，ウイルコクソンの符号順位検定が用いられました。

> アウトカムが非正規分布をする間隔変数あるいは順序変数で，同じ対象者における 3 回以上の測定を比較する場合には，フリードマン検定を用いる。

アウトカムが，非正規分布をする間隔変数あるいは順序変数で，測定が 3 回以上行われている場合には，フリードマン検定 Friedman test が用いられます。たとえば，Back らは，扁桃腺切除術の赤血球沈降速度（炎症の指標）に及ぼす影響について研究しています[8]。**表 6.7** は，その測定値（中央値）をまとめたものです。

フリードマン検定によって，結果は $P<0.001$ で，扁桃腺切除術によって炎症反応が引き起こされたことが示唆されました。反復測定のある分散分析の場

---

[5] Holm, S. "A simple sequentially rejective multiple test procedure." *Scand. J. Stat.* **6** (1979): 65–70.

[6] ウイルコクソンの符号順位検定 Wilcoxon signed-rank test とウイルコクソンの順位和検定 Wilcoxon rank sum test（マンホイットニー検定 Mann-Whitney test とも呼ばれる）は異なるので注意してください。ウイルコクソンの符号順位検定のように，正規分布をしない変数に用いられる検定法は，ノンパラメトリック検定 non-parametric test と呼ばれます。

[7] Belfort, R., Harrison, S. A., Brown, K., et al. "A placebo-controlled trial of pioglitazone in subjects with nonalcoholic steatohepatitis." *N. Engl. J. Med.* **355** (2006): 2297–307.

[8] Back, L., Poloheimo, M., Ylikoski, J. "Traditional tonsillectomy compared with bipolar radiofrequency thermal ablation tonsillectomy in adults." *Arch. Otolaryngol. Head Neck Surg.* **127** (2001): 1106–12.

表6.6 ピオグリタゾン治療の前後における肝生検による組織所見の比較

	所見のあった検体数 治療前	所見のあった検体数 治療後	P 値
脂肪変性			
0（＜5%）	0	6	＜0.001
1（5〜33%）	5	12	
2（＞33〜66%）	8	4	
3（＞66%）	13	4	
風船様変性			
0（なし）	4	13	＜0.001
1（散見される）	6	7	
2（広汎に認められる）	16	6	
小葉内炎症			
0（0〜1病巣）	0	6	＜0.001
1（2〜4病巣）	5	14	
2（5病巣以上）	21	6	
線維化			
0（なし）	2	5	0.002
1（類洞周囲　あるいは　門脈周囲）	12	15	
2（類洞周囲　および　門脈/門脈周囲）	5	6	
3（架橋線維化）	7	0	
4（肝硬変）	0	0	

Belfort, R., et al. "A placebo-controlled trial of pioglitazone in subjects with nonalcoholic steatohepatitis." *N. Engl. J. Med.* **355** (2006): 2297–307 のデータによる。

表6.7 扁桃腺摘出術後の赤血球沈降速度の変化

	手術前	手術後1日目	手術後14日目
赤血球沈降速度	4 mm/時	8 mm/時	17.5 mm/時

Back, L., et al. "Traditional tonsillectomy compared with bipolar radiofrequency thermal ablation tonsillectomy in adults." *Arch. Otolaryngol. Head Neck Surg.* **127** (2001): 1106–12 のデータによる。

合と同じように，フリードマン検定で有意となったら，2つの測定値間の検定を行いますが，その場合も多仮説検定（多重比較）の影響の調整が必要となります。この研究では，ダネット検定 Dunnet test が用いられました[9]。その結果，術前と術後第1日目の測定値の間，また，術前と術後14日目の測定値間の違いは，統計学的に有意であることが示されました（$P<0.05$）。

---

[9] ダネット検定 Dunnet test は，1つのコントロール群と他の複数の研究群を比較する場合に用いられる検定で，この研究の場合は，術前値がコントロールとして用いられています。

6.2.C アウトカムが2区分値の場合

> アウトカムが2区分変数で,同じ対象者における介入前後を比較する場合には,マクネマー検定を用いる。

コホート研究で,アウトカムが2区分変数(2値変数)dichotomous variable で,介入前と介入後の比較のように,比較する測定値が2つの場合には,マクネマー検定 McNemar's test が用いられます。たとえば,Slifkinらは,子どもの医療アクセスに対する健康保険の影響を調べる研究を行っています[10]。この研究ではマクネマー検定が用いられ,健康保険加入後は,かかりつけ医を持ってる子ども,過去1年間に医療機関を受診したことのある子ども,必要な医療を受けられるようになった子どもの割合が,統計学的に有意に増えたことが示されました(**表6.8**)。

> アウトカムが2区分変数で,同じ対象者における3回以上の測定を比較する場合には,コクランのQ検定を用いる。

アウトカムが2区分変数で,測定回数が3回以上にわたる場合には,コクランのQ検定 Cochran Q test を用います。たとえば,Fagardらは,HIV感染者における治療中断の効果を検討する研究を行っています[11]。この研究の背景となった理論は,治療中断中におけるHIVの増殖が免疫反応を刺激して,血中ウイルス量を減少させるのではないかというものでした。この理論が正しければ,中断の回数が増すごとに,血中ウイルス量が検出限界を下回る頻度が次第に増すことが期待されます。この研究は86人の患者を対象に実施され,2,12,22,32,42週目に,治療が中断されました。そして,200コピーを基準値として,それを超える患者の割合が経時的に観察された結果,その割合は60〜66%の範囲でほぼ一定であることが判明しました。コクランのQ検定のP値は0.7で,血中ウイルス量が検出される患者の割合の経時変化は,統計学的に有意でない

表6.8 健康保険加入時点と加入後の医療ケア利用度の比較

	保険加入時点 (%)	保険加入後 (%)	P値
学童期の子ども(6〜11歳)($n=58$)			
かかりつけ医がいる	68	93	<0.05
昨年受診した	16	41	<0.05
未治療の健康問題がある	62	2	<0.05
思春期の子ども(12〜18歳)($n=63$)			
かかりつけ医がいる	59	93	<0.05
昨年受診した	25	54	<0.05
未治療の健康問題がある	51	2	<0.05

Slifkin, R.T., et al. "Effect of the North Carolina State Children's Health Insurance Program on beneficiary access to care." *Arch. Pediatr. Adolesc. Med.* **156** (2002): 1223-9 のデータによる。

---

[10] Slifkin, R. T., Freeman, V. A., and Silberman, P. "Effect of the North Carolina State Children's Health Insurance Program on beneficiary access to care." *Arch. Pediatr. Adolesc. Med.* **156** (2002): 1223-29.

[11] Fagard, C., Oxenius, A., Gunthard, H., et al. "A prospective trial of structured treatment interruptions in human immunodeficiency virus infection." *Arch. Intern. Med.* **163** (2003): 1220-6.

6.2.D コホート研究における介入効果の検定に多変量解析を用いる

と結論されました。実際，その後の研究でも，HIV 患者にとって，治療中断は有益でないことが確認されています。

> 1群における介入前後の比較には，一般的には，多変量解析を用いる必要はない。

1群における介入前後の差を評価する場合には，一般的には，多変量解析を用いる必要はありません。なぜなら，1群だけなら，各対象者自身が自らのコントロールの役割を果たすからです。

しかし，その場合にも，多変量解析が用いられることがあります。その主な目的は，介入要因以外に，介入後の測定値に影響を与えた要因がなかったかどうかを検討するためです。たとえば，**3.3** で，Two Feathers らが，糖尿病患者に対する生活指導の糖尿病関連アウトカムに与える影響を検討した研究を紹介しました[12]。コントロール群が設定できなかったため，研究は1群介入前後比較デザインで行われました。検定は，原則（**表 6.2**）どおり，順序変数についてはウイルコクソンの符号順位検定 Wilcoxon signed-rank test[13] が，2区分変数についてはマクネマー検定 McNemar's test が用いられました。介入以外の要因が，アウトカムに影響を与えた可能性を検討するために，この研究では，2つの多変量解析を実施しています。1つは，食餌に関する知識の有無と健康によい食生活を行っているかという2区分変数をそれぞれアウトカムとした多重ロジスティック回帰分析 multiple logistic regression と，1日に摂取する野菜の種類数と血中 Hb_{a1c} 濃度という間隔変数をそれぞれアウトカムとした多重線形回帰分析 multiple linear regression です（**表 6.9**）。

表 6.9 の最初の行には，4つのアウトカム変数のベースライン測定値と介入後測定値との関連が示されています。ベースライン測定値と各介入後測定値の間には強い関連が見られますが，これは驚くには当たらないことです。しかし，ベースライン測定値で調整を行うと，アウトカムとの関連に関して新しい側面が見えてきます。たとえば，介入後の食事に関する知識は，アフリカ系米国人ではラテン系米国人よりも低く，また，3回目の講義に参加した人では，その講義に参加していない人々よりも高いという結果になりました。Hb_{a1c} 値は，女性より男性で，血糖値を測る頻度の低い人より高い人で，生活の質 quality of life の低い人より高い人で，低い値となっています。

---

[12] Two Feathers, J., Kieffer, E. C., Palmisano, G., et al. "Racial and ethnic approaches to community health (Reach) Detroit partnership: Improving diabetes-related outcomes among African American and Latino adults." *Am. J. Public Health*. **95** (2005): 1552–60.

[13] この研究では，間隔変数が，非正規分布をしていたかどうかについては述べられていませんが，たとえ，正規分布をしていたとしても，順序変数と間隔変数が混在する場合には，いずれの変数にもノンパラメトリック検定を用いるのが簡単です。正規分布をする間隔変数にノンパラメトリック検定を用いれば，多少統計学的パワーが落ちますが，それ以外には，何の問題もありません。

表 6.9 　4 つのアウトカムの関連因子に関する介入後データの多変量解析

	食事に関する知識の有無 n＝107 オッズ比（95％信頼区間）	健康によい食生活の実践 n＝106 オッズ比（95％信頼区間）	1日の野菜の摂取回数 n＝95 回帰係数	Hb_{a1c} n＝90 回帰係数
ベースライン時の状態	4.37 (1.2, 12.8)**	3.48 (1.2, 10.6)*	0.584***	0.691***
年齢	0.976 (0.94, 1.01)	0.963 (0.92, 1.01)	0.095	0.059
性別				
男性	1.1 (0.28, 4.4)	0.96 (0.25, 3.7)	−0.028	−0.187*
女性	(ref)	(ref)		
人種/民族				
アフリカ系	0.16 (0.03, 0.77)*	0.11 (0.02, 0.59)**	−0.099	0.010
ラテン系	(ref)	(ref)		
3回目の講義への出席	4.2 (1.4, 12.7)**	1.1 (0.19, 6.1)	0.082	…
食事に関する知識	…	4.2 (1.3, 14.1)*	0.186*	…
血圧測定の頻度				
0～3日/週	…	…	…	(ref)
4～7日/週	…	…	…	−0.266**
生活の質	…	…	…	−0.254**

*$P<0.05$; **$P<0.01$; ***$P<0.001$
Two Feathers, J., et al. "Racial and ethnic approaches to community health (Reach) Detroit partnership: Improving diabetes-related outcomes among African American and Latino adults." *Am. J. Public Health* **95** (2005): 1552–60 のデータによる。

6.3　連続横断研究における介入前後の差の統計学的検定法

> 連続横断研究では，測定対象に選ばれるサンプルの特性が異なるため，ほとんどの場合，多変量解析を用いる必要がある。

　連続横断研究 serial cross-sectional study のデータの統計学的分析は，縦断研究に比べて，より単純であるとも，より複雑であるとも言えます。より単純というのは，連続横断研究では，同じ対象者を反復して観察するコホート研究とは異なり，「データの対応」（同じ個人内のデータ間の関連）を考慮する必要がないからです。より複雑というのは，連続横断研究では，測定の対象に選ばれる人々（サンプル）が毎回異なるため，サンプル間の特性の違いを調整するのに，ほとんどの場合，多変量解析を必要とするからです。

　表 6.10 は，コントロール群のない連続横断研究で用いられる統計学的手法を示したものです。

　Jones らは，アフリカ系米国人の男性同性愛者の HIV 感染リスク行動に対する，コミュニティレベルでの介入の評価に連続横断研究を用いています[14]。介入は3つの都市で行われ，コントロールは設定されませんでした。介入は，オ

---
[14] Jones, K. T., Gray, P., Whiteside, Y. O., et al. "Evaluation of an HIV prevention intervention adapted for black men who have sex with men." *Am. J. Public Health* **98** (2008): 1043–50.

表 6.10　コントロール群のない連続横断研究における介入前後の差の検定方法

アウトカム変数のタイプ	2群の2変量解析	3群以上の2変量解析	多変量解析
2区分変数	カイ2乗検定，フィッシャーの正確検定，オッズ比	カイ2乗検定	多重ロジスティック回帰分析
間隔変数，正規分布	t検定	分散分析（ANOVA）	多重線形回帰分析 分散分析（ANOVA） 共分散分析（ANCOVA）
間隔変数，非正規分布	マン・ホイットニー検定	クラスカル・ウォーリス検定	同上*
順序変数	マン・ホイットニー検定	クラスカル・ウォーリス検定	比例オッズモデル

*正規分布と等分散の前提に当てはまるように，アウトカム変数を変換する。

> 3群以上の比較で，カイ2乗検定が有意でも，どの2群間に有意の違いがあるかは分からない。

ピニオンリーダーとのグループディスカッションとソーシャルマーケティングを用いたもので，介入の評価は，介入前（時点1）と介入後の3時点で，コミュニティから抽出したアフリカ系米国人の男性同性愛者のサンプルを用いて行われました。

表 6.11 の第1列に見られるように，無防備な性行動は徐々に減少していき，その変化はカイ2乗検定で有意でした（$P=0.01$）。ただし，この検定で言えるのは，この4時点のどこかに統計学的有意差がある（＝測定値間の差は偶然によるものとは考えにくい）ということだけで，「どこに」有意の差があるのかは知ることができません。4時点のデータを眺めてみると，最も大きな違いは，時点1と時点4の間にあります。その2点間の差をカイ2乗検定で検定すると，$P=0.001$ で確かに有意となります[15]。

第2列は，第1列のデータを，第3列の多変量解析による結果と比較可能となるようにオッズ比に変換したものです。この列の時点2，3，4における無防備な性行動のオッズ比は，時点1のデータをレファレンスとして算出されています。時点2と時点3のオッズ比は，1を下回っていますが，信頼区間が1を含むため，統計学的には有意ではないことに注意してください。時点4のオッズ比では，信頼区間は1を含まず，統計学的に有意となっています。つまり，時点4では，そのコミュニティのアフリカ系米国人の男性同性愛者では，無防備な性行動が減少していたと言えることになります。

この研究を私が取り上げた1つの理由は，連続横断研究の強みと弱みが示されているからです。強みというのは，コホート研究において介入前後の比較を

---

[15] 対応のある場合を含め，カイ2乗検定についてもっと詳しく勉強したい人は，下記の拙著を参照してください。Katz, M. H. *Study Design and Statistical Analysis: A Practical Guide for Clinicians.* Cambridge: Cambridge University Press, 2006: pp. 77–9.

表6.11 男性パートナーとの無防備な肛門性交の頻度の変化

	無防備な肛門性交（自己申告），%（人数）	未調整オッズ比（95%信頼区間）	調整オッズ比[†]（95%信頼区間）
時点1	42.1 (119/283)	1.00 (ref)	1.00 (ref)
時点2	34.5 (99/287)	0.73 (0.52, 1.02)	0.73 * (0.53, 1.00)
時点3	36.0 (109/303)	0.77 (0.56, 1.08)	0.77 (0.57, 1.06)
時点4	28.7 (77/268)	0.56 ** (0.39, 0.79)	0.57 *** (0.41, 0.80)

[†] 調査地，職階，服役経験の有無で調整されたオッズ比
* $P<0.05$; ** $P<0.01$; *** $P<0.001$

行う場合には，同じ対象者が介入前後で回答するため，対象者が研究者が望む回答をする，いわゆる「社会的に望ましい回答 socially desirable response」（3.7）をする可能性があり，結果の妥当性が損なわれることがありますが，連続横断研究ではそのような心配がないことです．無防備な性行動ついては，HIVや性感染症の発生率 incidence などの客観的な指標も存在しますが，発生頻度が小さいため，研究に用いることは困難だったと思われます．

　弱みというのは，連続横断研究であるため，たとえば，時点1に面接した対象者と時点4の対象者は必ずしも比較可能であるとは限らないことです．事実，この研究では，各時点の対象者間には，サンプル特性に違いのあることが分かっています．こうした違いを調整するために，多重ロジスティック回帰分析が行われました．その結果を示したのが第3列です．このモデルには，時点2, 3, 4を独立変数化した変数，それらの時点変数と関連する変数，アウトカムと関連する変数が共変数として投入されています．この結果，時点2と時点4における無防備な性行動の頻度は時点1よりも統計学的に小さいことが示されました．

　表6.10には，上述した事例では用いられていない統計学的方法も示されていますが，ここでは触れないことにします．なぜなら，これらは独立した（＝対応のない）データの比較に用いられるごく一般的な統計学的方法ばかりだからです．非正規分布をする間隔変数の多変量解析は少しやっかいですが，その場合には，正規分布と等分散の仮定が満たされるように，アウトカムを正規変換（例：対数変換）するのが，一番簡単です．**表6.10**に示した統計学的方法については，**6.5**と**6.6**でも触れます．

6.4 コホート研究における介入前後の変化量を介入群とコントロール群間で比較するための統計学的方法

　表6.12は，コホート研究において，介入群とコントロール群におけるアウトカムの介入前後の変化の違いを比較するための統計学的方法を示したものです．介入群とコントロール群の間には，統計学的調整が必要なベースライン特性の

表 6.12　コホート研究で，介入前後の変化量を介入群とコントロール群で比較する場合の検定方法

測定内容	未調整の群間比較（2 変量解析）	調整済み比較（多変量解析）
2 時点間の平均変化量，2 群	平均変化量の群間の差と 95％信頼区間 t 検定	多重線形回帰分析 分散分析（ANOVA） 共分散分析（ANCOVA）
2 時点間の平均変化量，3 群以上	分散分析（ANOVA）	多重線形回帰分析 分散分析（ANOVA） 共分散分析（ANCOVA）
間隔変数，正規分布，2 時点以上，2 群以上	反復測定の分散分析	反復測定の分散分析 反復測定の共分散分析 混合効果モデル
割合，2 時点，2 群	拡張マクネマー検定	条件付きロジスティック回帰分析 混合効果モデル
割合，3 時点以上，2 群以上	条件付きロジスティック回帰分析	条件付きロジスティック回帰分析 混合効果モデル
アウトカム発生までの時間	カプラン・マイヤー法	比例ハザードモデル

違いが存在することが多いため，この表には，2 変量解析法だけではなく，多変量解析法も示しています。

6.4.A　2 時点間の平均変化量を 2 群間で比較検定するための 2 変量解析

　2 つの時点間の平均変化量が計算できる場合は，介入群における平均変化量とコントロール群における平均変化量の大きさを比較するのが最も簡単です。**表 6.3**（Bright Bodies study に関するデータ）に戻ってみましょう。ここでは，1 つの群，つまり肥満児の群における，ベースライン時，介入 6 カ月後，12 カ月後の体重の平均値，平均体重の変化量，その 95％信頼区間が示されています。6 カ月後の体重変化は，統計学的に有意となっています。では次に，同じデータを，コントロール群のデータとの比較を含めて検討してみましょう。

　表 6.13 の第 1 列は，**表 6.3** と同じデータで，介入群における 6 カ月目の体重変化（−2.6kg）を示しています。第 2 列は，コントロール群におけるデータで，この群では，同じ期間において，体重は減少するどころか逆に 5.0 kg 増えています。そして第 3 列は，6 カ月目における，体重の平均変化量の群間差（7.6 kg）を示したものです。95％信頼区間に 0 が含まれないため，6 カ月時点の体重変化の 2 群間における違いは，偶然によるものとは考えにくいと言えます。コントロール群を加えることによって，介入効果に対する結論を強めることができたわけです。

　介入群とコントロール群における変化量の違いの比較には，対応のない t 検定を用いることもできます。たとえば，Walter らは，第 9 学年と第 11 学年の生

6 介入研究の統計学的分析

表 6.13 Bright Bodies による介入を受けた群とコントロール群の肥満児童における体重の平均変化量の比較

	介入群	コントロール群	群間の差
6カ月目の平均体重変化	−2.6 kg	5.0 kg	7.6 kg
95%信頼区間	−4.2〜−0.9 kg	2.9〜7.2 kg	4.3〜10.8 kg

Savoye, M., et al. "Effects of a weight management program on body composition and metabolic parameters in overweight children: A randomized controlled trial." *JAMA* **297** (2007): 2697–704 のデータによる。

徒を対象に，知識，信念，自己効力感，行動リスクに対するエイズ予防教育の効果を評価する研究を行っています[16]。

表6.14 はそのデータを示したもので，介入群，コントロール群それぞれに，各測定項目について，ベースラインのデータ，介入後のデータと，介入前後の平均変化量が示されています。最後の列は，対応のない t 検定の結果（P 値）で，これを見れば，介入群とコントロール群で介入前後に生じた変化の違いが，偶然によると考えられるものかどうかを判定することができます。

> P 値は，臨床的重要性よりも，サンプルサイズに強い影響を受ける。

平均変化量とその 95％信頼区間を示す方法（**表 6.13**）に比べた場合，P 値には，効果量 effect size が分からないという欠点があります。また，サンプルサイズが非常に大きい場合（例：患者 1 万人）には，ほんの小さな差でも有意となってしまいますが，サンプルサイズが小さい場合には，それがたとえ臨床的

表6.14 介入群とコントロール群における経時的変化の比較

アウトカム変数	介入群 ベースライン	介入群 追跡後	介入群 平均変化量	コントロール群 ベースライン	コントロール群 追跡後	コントロール群 平均変化量	t 値	P 値
知識	75.6	85.5	9.9	78.8	81.2	2.4	8.9	0.0001
信念								
感受性	2.5	2.1	−0.4	2.5	2.3	−0.2	1.5	0.14
利益	3.5	3.8	0.3	3.7	3.8	−0.1	4.7	0.0001
コスト	4.4	4.5	0.1	4.4	4.4	0	1.2	0.22
価値観	5.4	5.5	0.1	5.5	5.5	0	0.7	0.50
規範	2.8	2.9	0.1	2.8	2.8	0	3.0	0.003
自己効力感	3.7	3.9	0.2	3.7	3.8	0.1	2.2	0.03
行動リスクスコア	1.5	1.3	−0.2	1.0	1.3	0.3	2.8	0.006

Walter, H.J., et al. "AIDS risk reduction among a multiethnic sample of urban high school students." *JAMA* **270** (1993): 725–30 のデータによる。

---

[16] Walter, H. J. and Vaughan, R. D. "AIDS risk reduction among a multiethnic sample of urban high school students." *JAMA* **270** (1993): 725–30.

6.4.B 2時点間の平均変化量を3群間以上で比較するための2変量解析法

> 平均変化量を3群間以上で比較する場合には、分散分析（ANOVA）を用いる。

　群の数が3群以上になると、t検定ではなく、分散分析 analysis of variance（ANOVA）を用いなければなりません。たとえば、Tan は、新生児黄疸を減少させるための光線療法の効能を評価するための研究を行っています[17]。**表 6.15** に示したように、分散分析による P 値は有意で、介入 24 時間後のビリルビンの減少率は、3群間で統計学的に有意に異なることが分かります。

　しかし、分散分析だけでは、どの減少率の間に有意差があるのかは分かりません。それを知るためには、2群間（例：人工乳哺育児 vs. 母乳哺育児、母乳哺育児 vs. 混合哺育児、混合哺育児 vs. 人工乳哺育児）の比較を行う必要がありますが、これはいわゆる多仮説検定（多重比較 multiple comparison）に当たるため、その調整を厳格に行わねばなりません。最もよく用いられる方法は、ボンフェローニ補正 Bonferroni correction です[18]。

　この研究では、ボンフェローニ補正は用いられていませんが、これは極めて簡単な方法で、P 値の有意水準（通常は、$P = 0.05$）を、検定を行う回数（この事例では3回）で割った値 0.017（0.05/3）が、新たな有意水準となります。母乳哺育児群と混合哺育児群の比較検定による P 値は、0.007 なので、より厳格なこの基準に照らしても、差は有意であると言うことができます。

> 2群の比較に分散分析を用いた結果は、対応のない t 検定と等しい。

　論文によっては、2群間の差の検定に分散分析（ANOVA）を用いているものがありますが、単なる2変量解析として用いる場合の ANOVA の結果は、対応のない t 検定の結果と完全に一致します。

表 6.15　光線療法によるビリルビン値の減少

	人工哺乳児	母乳哺乳児	混合哺乳児	P 値
血中ビリルビン値の減少率，%	18.6	17.1	22.9	0.03

Tan, K. L. "Decreased response to phototheraphy for neonatal jaundice in breast-fed infants." *Arch. Pediatr. Adolesc. Med.* **152** (1998): 1187–90 のデータによる。

---

[17] Tan, K. L. "Decreased response to phototherapy for neonatal jaundice in breast-fed infants." *Arch. Pediatr. Adolesc. Med.* **152** (1998): 1187–90.

[18] ボンフェローニ補正は計算も簡単で概念的に分かりやすいものですが、厳しすぎるという問題があり、サンプルサイズの小さな研究で、多くの検定を行う場合には、特にそうです。2群間比較の統計学的手法のリストとその簡略な説明は、以下のサイトで閲覧することができます。www.uky.edu/ComputingCenter/SSTARS/www/documentation/MultipleComparisons_3.htm の *Pairwise comparisons in SAS and SPSS*。さらに詳しく学びたい方は、次の教科書を参照してください。Glantz, S. A. *Primer of Biostatistics* (5th edition). New York: McGraw-Hill, 2002: pp. 89–107.

6.4.C 複数の群間で，2時点間の平均変化量を比較する場合の多変量解析法

> 複数の群間で平均値の違いを比較する場合のベースライン特性の調整には，多重線形回帰分析を用いる。

複数の群間で平均変化量を比較する場合には，群間のベースライン特性の違いを調整する必要があります。その最も簡単な方法は，多重線形回帰分析 multiple linear regression analysis を用いることで，たとえば，上述のエイズ予防介入の効果を評価する研究でも多重線形回帰分析が用いられています。

この分析では，アウトカムには介入後のスコア，独立変数には，属する研究群，ベースラインのスコア，年齢，性別，人種/民族が用いられました。この解析で得られた標準化回帰係数 standardized regression coefficient を示したのが，**表 6.16** で，他の独立変数で調整した後の，介入による効果を見積もることができます。価値観を除くすべての変数で，アウトカムとの関連は統計学的に有意になっています。

群の数が3つ以上の場合には，群を表すための，多区分変数 multiple dichotomous variable を作らなくてはなりません。この変数の数は，全群数から1を引いたものになります。たとえば，A，B，Cという3群が存在する場合には，2つの変数，つまり群Aに属することを示す変数（1/0）と，群Bに属することを示す変数（1/0）を作る必要があります（訳注：群Cに属することは，これらの変数がいずれも"0"の場合に相当するため，新たな変数を作る必要はありません）。これらの変数は，独立変数として，モデルに投入されます[19]。

表6.16 アウトカムに対する介入の効果に関する多重線形回帰分析の結果

アウトカム変数	標準化回帰係数*	P値
知識	0.25	<0.001
信念		
感受性	−0.08	<0.01
利益	0.08	<0.01
コスト	0.05	<0.05
価値観	0.03	NS
規範	0.09	<0.01
自己効力感	0.07	<0.01
行動リスクスコア	−0.10	<0.01

*係数は，年齢，性別，人種/民族，スコアのベースライン値について調整。
Walter, H.J., et al. "AIDS risk reduction among a multiethnic sample of urban high school students." *JAMA* **270** (1993): 725–30 のデータによる。

---

[19] 多区分変数 multiple dichotomous variable についてもっと詳しく知りたい方は，以下の拙著を参照してください。Katz, M. H. *Multivariable Analysis: A Practical Guide for Clinicians* (2nd edition). Cambridge: Cambridge University Press: pp. 35–7.（邦訳「医学的研究のための多変量解析 一般回帰モデルからマルチレベル解析まで」メディカル・サイエンス・インターナショナル，2008 年）

群間のベースライン特性の違いは，分散分析（ANOVA）あるいは，共分散分析 analysis of covariance（ANCOVA）で調整することができます。分散分析では，性別や民族のような2区分変数あるいは名義変数を調整することができますが，2区分変数や名義変数だけではなく，間隔変数を調整する必要がある場合には，共分散分析（ANCOVA）を用います。

6.4.D アウトカムが間隔変数で，群の数が複数，測定が2時点以上で行われている場合

> アウトカムが間隔変数で，2時点以上の測定値の変化量を複数の群間で比較する場合には，反復測定の分散分析を用いる。

2時点以上の測定値の変化量を複数の群間で比較する場合には，反復測定の分散分析 repeated measures ANOVA を用います。

この方法は，分散分析を拡張したもので，多数の時点で行われた測定を，2群間以上で比較する場合に用いられます。たとえば，上述の Belfort らの研究では，非アルコール性の脂肪性肝炎に対するピオグリタゾンの効果を検討するために，いくつかのアウトカムについて，ピオグリタゾン群とプラセボ群が比較されています（**表 6.17**）。表の第4，7列目の P 値は，対応のある t 検定 paired t-test の結果を示したものです。同じ群における治療前後の比較が行われているため，これらは，「群内比較 within-group comparison」に相当し，**6.2.A** で論じた検定と全く同じものが使われています。

これに対し，**表 6.17** の最終列の P 値は反復測定の分散分析によるもので，これによって，アウトカムの平均変化量が，ピオグリタゾン群とプラセボ群の間で異なるかどうかというリサーチクエスチョンに対する解答を得ることができます。これは，「群間比較 between-group comparison」に相当します。この研究では，ピオグリタゾン群における介入前後の変化は，プラセボ群よりも大きいと結論されます。

> 介入が真に有効と結論するには，介入群における変化量は，コントロール群における変化量よりも統計学的に有意に大きくなければならない。

6.2 では，介入前後の測定値間に統計学的な有意差が認められれば，介入の有効性が示唆されることを論じました。しかし，コントロール群がある場合には，介入群におけるアウトカムの変化量がコントロール群における変化量よりも有意に大きい場合に，介入の有効性が結論される（ランダム化比較の場合），ある

表 6.17　ピオグリタゾンとプラセボの非アルコール性脂肪肝に対する効果の比較

変数	ピオグリタゾン群（$n=26$） 治療前	治療後	P 値	プラセボ群（$n=21$） 治療前	治療後	P 値	P 値（ピオグリタゾン群対プラセボ群）
体格指数（BMI）	33.5	34.6	<0.001	32.9	32.7	0.62	0.005
体重（kg）	93.7	96.2	<0.001	90.2	89.7	0.53	0.003
体脂肪（%）	33.7	35.2	<0.01	35.7	34.9	0.78	0.005
空腹時血糖値（mg/dl）	119	99	0.004	115	116	0.75	0.011
Hb$_{a1c}$（%）	6.2	5.5	<0.001	6.2	6.1	0.73	0.008

Belfort, R., et al. "A placebo-controlled trial of pioglitazone in subjects with nonalcoholic steatohepatitis." *N. Engl. J. Med.* **355** (2006): 2297–307 のデータによる。

いは示唆される（非ランダム化比較の場合）ことになります。

　このことは，次のような場合を考えればよりはっきりとします。今，うつ状態に対する介入の効果を，介入群とコントロール群で比較する研究を考えてみましょう。この研究では，時間の経過とともに，介入群で症状の改善が認められ，介入前後の変化量 d_1（群内比較）は，統計学的にぎりぎりで有意（$P<0.05$）であったとします。一方，コントロール群でも，症状の改善が認められ，介入前後の変化量 d_2（群内比較）は，逆にぎりぎりで有意とはならなかったとします。この結果から，介入は有効であったと結論できるでしょうか？　次に群間比較（両群の変化量の差 d_1-d_2 の検定）を行ってみましょう。この例の場合には，群間比較は統計学的に有意とはならず，介入に効果があったとは言えない，言い換えれば，両群で症状が改善したのは，介入以外の何らかの要因によるものであったことになります。つまり，群内比較だけでは，介入の効果について正しい結論を導くことはできないということです。

　Andersen らは，多数の時点でアウトカムが測定された研究に，反復測定の分散分析 repeated measures ANOVA を用いています。その研究では，肥満女性をランダムに2種類の介入群，つまり，ダイエットとエアロビクスを課す群とダイエットと日常生活活動だけの群に分け，その効果を比較しました。図 6.1 に見られるように，両群で体重は減少しましたが，体重減少の大きさについて，両群間に統計学的に有意の差は見られていません[20]。

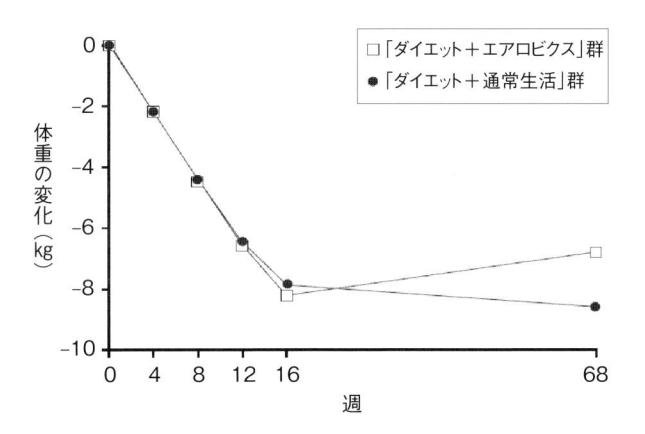

図 6.1　2つの介入群にランダムに割り付けられた女性における体重の経時変化の比較。
Andersen, R.E., et al. "Effects of lifestyle activity vs structured aerobic exercise on obese women: A randomized trial." *JAMA* **281** (1999): 335-40. Copyright ©1999 American Medical Association. All rights reserved から許可を得て掲載。

---

[20] Andersen, R. E., Waddan, T. A., Bartlett, S. J., Zemel, B., Verde, T. J., and Franckowiak, S. C. "Effects of lifestyle activity vs structured aerobic exercise on obese women: A randomized trial." *JAMA* **281** (1999): 335–40.

6.4.E アウトカム変数が間隔変数で，群の数が複数，測定が2時点以上で行われている場合の多変量解析

> 反復測定の分散分析を用いれば，2区分変数あるいは名義変数について調整することができる。

反復測定の分散分析を用いれば，2区分変数あるいは名義変数のベースライン変数についての調整を行うことができますが，調整したいベースライン変数が，間隔変数の場合には，反復測定の共分散分析 repeated measures ANCOVA を用いる必要があります。たとえば，Lautenschlager らは，記憶障害のある高齢者において，運動プログラムの記憶障害に対する効果を検討しています[21]。対象者は，運動を負荷する群（介入群）と通常生活をする群（コントロール群）にランダムに割り付けられました。認知機能に関する様々な指標が，介入開始後6カ月目，12カ月目，18カ月目に測定され，分析方法としては，ベースラインの間隔変数（例：年齢，発病前IQ）とカテゴリー変数（例：年齢，婚姻歴）について調整した上で，変化量の違いを評価するために，反復測定の共分散分析が用いられました。分析の結果，運動によって，認知機能に軽度の改善が見られることが確認されました。

> 間隔変数とカテゴリー変数を同時に調整するためには，反復測定の共分散分析(ANCOVA)を用いる。

これらの検定方法には，いくつかの弱点があります。たとえば，測定回数は全対象者で同じでなければならず，測定間の間隔は一定でなければなりません。そして，これらの検定は，データが「球形性 sphericity」を持つことが前提となっています。コホート研究における球形性とは，測定値間の相関が，どの2時点間でも等しく，かつ同じ対象者内では，測定の分散が等しいことを意味します。しかし，測定が3回以上になると，この前提が満たされることは少ないため，最近では，間隔変数の変化量を比較する場合には，これらの方法に代わって，混合効果モデル mixed-effects model や，一般化推定方程式 generalized estimating equation が用いられる傾向にあります。これらの方法について詳しく知りたい人は，他の成書を参照してください[22]。

6.4.F アウトカム変数が2区分変数で，群の数が複数，測定が2時点以上で行われている場合の2変量解析と多変量解析

アウトカム変数が2区分変数で，1群内で対応のある2つの測定値（例：介入前後）の違いを検定する場合には，マクネマー検定 McNemar's test が用いられることを，**6.2.C** で説明しました。群の数が複数の場合には，それに代わって，拡張マクネマー検定 two-sample generalization of McNemar's test が用いられま

---

[21] Lautenschlager, N. T., Cox, K. L., Flicker, L., et al. "Effect of physical activity on cognitive function in older adults at risk for Alzheimer disease." *JAMA* **300** (2008): 1027–37.

[22] Twisk, J. W. R. *Applied Longitudinal Data Analysis for Epidemiology: A Practical Guide*. Cambridge: Cambridge University Press, 2003: pp. 62–95; Diggle, P. J., Heagerty, P., Liang K.-Y., et al. *Analysis of Longitudinal Data* (2nd edition). Oxford: Oxford University Press, 2002: pp. 128–30, 138–40; Davis, C. S. *Statistical Methods for the Analysis of Repeated Measurements*. New York: Springer-Verlag, 2003: pp. 293, 295–313; Katz, M. H. *Multivariable Analysis: A Practical Guide for Clinicians*. Cambridge: Cambridge University Press, 2006: pp. 164–71.

す。たとえば，Kegeles らは，中規模都市の若い同性愛者に対するコミュニティレベルの HIV 予防プログラムを開発し，その効果を評価しています[23]。介入対象となったコミュニティにおいて，介入の前後でアウトカムの測定が行われ，コントロールとされたコミュニティでも，ほぼ同時期に測定が行われました。この拡張マクネマー検定を用いた分析によって，介入を受けたコミュニティでは，比較コミュニティに比べて，高リスク行動の頻度が減少したことが示されました（**表 6.18**）。

しかし，測定が 3 時点以上で行われたり，また，ベースライン特性の違いを調整する必要がある場合には，この検定法を用いることはできません。その場合には，アウトカムが 2 区分変数であれば，条件付き多重ロジスティック回帰分析 conditional logistic regression analysis を用います。この分析では，普通の多重ロジスティック回帰分析と異なり，同じ対象者で反復して測定されたデータも計算に取り込むことができます。

しかし，条件付き多重ロジスティック回帰分析は，各時点で同じ回数の測定がなされる場合にしか用いることができません。混合効果モデルと一般化推定方程式はもっと柔軟性が高く，同じ対象者における多時点での測定を取り込むことができるほか，対象者間で，測定回数が異なっていてもかまいません（前述の脚注 22 を参照）。

6.4.G アウトカムが発生するまでの時間を，2 つ以上の群間で比較するための 2 変量解析と多変量解析

介入が，アウトカムが発生するまでの時間（例：死亡するまでの時間，がんが再発するまでの時間）に与える影響を検討する場合には，生存分析 survival analyses を用います。これは，時間を分析に取り込む一連の統計的手法の総称です。生存分析では，生存曲線 survival curve が作成されますが，これは，ある

表 6.18　若い男性同性愛者における高リスクの性行動に対するコミュニティ規模の介入の効果

	群	介入前 (%)	介入後 (%)	介入前後の差 (%)	P 値（群内比較）	P 値（群間比較）
介入前 2 カ月間の無防備な肛門性交の割合	介入群	41.0	30.0	−11.0	<0.05	P<0.03
	コントロール群	38.6	39.8	1.2	NS	

NS＝有意差なし

Kegeles, S. M., Hays, R. B., and Coates, T. J. "The Mpowerment project: A community-level HIV prevention intervention for young gay men." *Am. J. Public Health* **86** (1996): 1129–36 のデータによる。

---

[23] Kegeles, S. M., Hays, R. B., and Coates, T. J. "The Mpowerment project: A community-level HIV prevention intervention for young gay men." *Am. J. Public Health* **86** (1996): 1129–36.

アウトカム（イベント event とも言う）を経験した人の割合の変化を，時間経過に沿って表現したグラフのことで，カプラン・マイヤー法 Kaplan-Meier method が最もよく用いられます。この方法で作成される生存曲線は，カプラン・マイヤー曲線 Kaplan-Meier curve と呼ばれ，複数の曲線間の違いをログランク検定 log-rank statistic を用いて検定することができます。

たとえば，Johnson らは，カプラン・マイヤー曲線を使って，アルコール依存症の治療に，トピラメート topiramate が有効であるかどうかを検討しています[24]。研究の結果，図 6.2 に示したように，持続的な禁酒者の増加は，トピラメート群の方が大きく，両群の曲線の違いは，ログランク検定で，統計学的に有意（P 値＜0.001）であることが示されました。

生存曲線，あるいは生存分析一般の重要な特徴は，追跡不能となった対象者 lost to follow-up や途中で脱落した対象者 withdrawal，別のイベントが発生したために目的とするアウトカムが測定できなくなった患者（例：がんをアウトカムとする研究で，対象者が交通事故で死亡した場合）をも分析に取り入れることができることです。この手法を，「打ち切り censoring」と言い，追跡期間の異なる対象者を分析に取り込むことが可能となります[25]。

たとえば，上記の研究では，179 人がトピラメート群に，185 人がプラセボ

> 生存分析では，追跡不能となった対象や途中で脱落した対象者，別のイベントが発生したために目的とするアウトカムが測定できなくなった患者も分析に取り込むことができる。

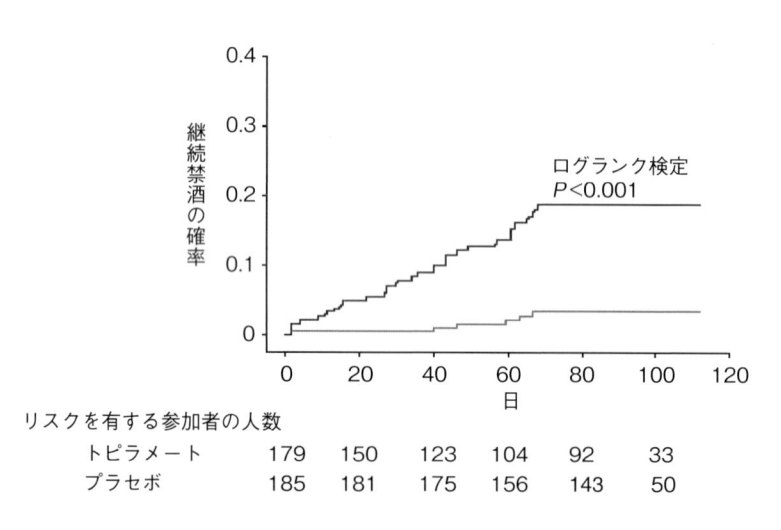

図 6.2　トピラメート投与群とプラセボ投与群における持続的禁酒率のカプラン・マイヤー法による比較。
Johnson, B.A., et al. "Topiramate for treating alcohol dependence: A randomized controlled trial." *JAMA* **298** (2007): 1641–51. Copyright ©2007 American Medical Association. All rights reserved から許可を得て掲載。

---

[24] Johnson, B. A., Rosenthal, N., Capece, J. A., et al. "Topiramate for treating alcohol dependence: A randomized controlled trial." *JAMA* **298** (2007): 1641–51.
[25] 「打ち切り censoring」の前提や関連する検定方法を含めて，打ち切りについてもっと勉強したい人は，以下の拙著を参照してください。Katz, M. H. *Study Design and Statistical Analysis: A Practical Guide for Clinicians*. Cambridge: Cambridge University Press, 2006: pp. 61–4.

| 「打ち切り（センサリング）」を用いれば、追跡期間の異なる対象者を分析に取り込むことができる。 |

| ▶TIP
生存曲線では、常に脚注に、各時点でアウトカムを発生する可能性のある人々の数を明記しなければならない。 |

群に割り付けられましたが、最後まで追跡可能だったのは、トピラメート群では112人、プラセボ群では144人に留まり、多くの対象者が、副作用、追跡不能化など、様々な理由で途中で試験から脱落してしまいました。しかし、「打ち切り」を取り入れれば、こうした対象者についても、追跡可能時点までのデータを生かすことができます。

図6.2のカプラン・マイヤー曲線の下の数値は、今後アウトカムを発生する（＝禁酒を達成する）可能性のある人々（訳注：疫学的には、これを図6.2のように「リスクを有する人々」と表現します）の数に相当します。つまりここには、副作用、離脱、追跡不能などの理由で研究から途中で脱落した人々、目的とするアウトカム（ここでは禁酒）がすでに観察された人々は含まれていません。それが、時間経過とともに、アウトカムを発生する可能性のある人々（リスクを有する人々）の数が減っていく理由です。こうしたグラフでは、アウトカムを発生する可能性のある人々の数を常に脚注に明記しなければなりません。そうでなければ、読者が結果の妥当性を判断することができないからです。サンプルサイズが減少していくに伴って、その後のアウトカムの発生率の推定は徐々に不安定になっていきます。

群間で、アウトカムが発生するまでの時間を比較するときに、ベースライン特性の違いを調整しなければならないことがよくあります。たとえば、3.4で、介入の評価に手術データベースを用いた例として、Hannanらの研究を紹介しましたが、その研究では、多枝性冠動脈疾患患者において、新しく開発された薬剤放出性ステントと、冠動脈バイパス術のどちらの予後が優れているかが検討されました。患者は、2つの手術データベースから抽出され、割り付けはランダムではなかったため、両群にはベースライン特性に違いがあり、冠動脈バイパス群は、ステント群に比べて、より高齢で、男性、非ヒスパニック系、白人が多く、左室駆出分画が低く、心筋梗塞の既往者が多く、並存疾患を有している患者が多く、かつ3枝病変を有している人が多いという特徴がありました。こうしたベースライン特性の違いを調整するために、この研究では、比例ハザードモデル proportional hazards model が用いられています。その結果、冠動脈バイパス術を受けた患者における、死亡や心筋梗塞発症のリスクは、薬剤放出性ステントを受けた患者よりも低いことが示されました（**表6.19**）。この研究は、ランダム化研究ではありませんでしたが、研究結果は広く受け入れられ、多枝性冠動脈疾患に対しては、冠動脈バイパス術が現在も治療の選択肢の1つとされています。

6.5 連続横断研究において、介入前後の変化が、介入群とコントロール群とで異なるかどうかを評価する

コホート研究の場合と同じように、連続横断研究も、コントロール群を設定することによって、研究デザインを強化することができます。コントロール群

表 6.19　冠動脈バイパス術と薬剤放出性ステント術の術後における死亡あるいは死亡／心筋梗塞発生のハザード比：病変枝数別の分析

	死亡		死亡あるいは心筋梗塞	
	調整ハザード比* （95%信頼区間）	P値	調整ハザード比* （95%信頼区間）	P値
3枝に病変を有する患者（全患者）				
冠動脈バイパス術	0.80（0.65〜0.97）	0.03	0.75（0.63〜0.89）	<0.001
薬剤放出性ステント術	ref		ref	
左冠動脈前下行枝の近位部病変を有する患者				
冠動脈バイパス術	0.79（0.61〜1.02）	0.07	0.77（0.61〜0.96）	0.02
薬剤放出性ステント術	ref		ref	
左冠動脈前下行枝の近位部病変を有しない患者				
冠動脈バイパス術	0.79（0.58〜1.09）	0.15	0.69（0.53〜0.91）	0.008
薬剤放出性ステント術	ref		ref	
2枝に病変を有する患者（全患者）				
冠動脈バイパス術	0.71（0.57〜0.89）	0.003	0.71（0.59〜0.87）	<0.001
薬剤放出性ステント術	ref		ref	
左冠動脈前下行枝の近位部病変を有する患者				
冠動脈バイパス術	0.71（0.53〜0.96）	0.02	0.72（0.56〜0.93）	0.01
薬剤放出性ステント術	ref		ref	
左冠動脈前下行枝の近位部病変を有しない患者				
冠動脈バイパス術	0.69（0.48〜0.98）	0.04	0.71（0.52〜0.96）	0.03
薬剤放出性ステント術	ref		ref	

CABG: coronary-artery bypass grafting, LAD: left anterior descending
*ハザード比は，年齢，性別，左室駆出分画，血流動態，手術前の心筋梗塞既往の有無，脳血管疾患／末梢血管疾患／うっ血性心不全／慢性閉塞性肺疾患／糖尿病／腎不全の有無，左冠動脈前下行枝の近位部病変の有無で調整。
Hannan, E. L., et al. "Drug-eluting stents vs. coronary-artery bypass grafting in multivessel coronary artery disease." *N. Engl. J. Med.* **358** (2008): 331–14 のデータによる。

表 6.20　ベースラインから追跡時点の変化を介入群とコントロール群で比較するための多変量解析法

アウトカム変数のタイプ	多変量解析
2区分変数	多重ロジスティック回帰分析
間隔変数，正規分布	多重線形回帰分析
	分散分析（ANOVA）
	共分散分析（ANCOVA）
間隔変数，非正規分布	同上*
順序変数	比例オッズモデル
アウトカム発生までの時間	Coxの比例ハザードモデル

*正規分布と等分散の前提に当てはまるように，アウトカム変数を変換する。

のある連続横断研究では，ほとんどの場合，多変量解析が用いられます。それは，群内における個人間の特性の違いと群間での特性の違いが存在するからです。そのため，**表 6.20** には，多変量解析を用いる方法だけを示しています。どの多変量解析を用いるかは，アウトカム変数のタイプによって異なります。

表 6.20 には示していませんが，介入群における変化とコントロール群における変化の比較には，一般化推定方程式 (GEE) や混合効果モデルを用いることができます。これらの手法は，非常に柔軟性が高く，また，対応のある観察 linked observation も扱うことができます。

コントロール群のある連続横断研究の統計学的解析の例として，Snyder らの研究を取り上げてみましょう。この研究では，ある医療機能評価組織 quality improvement organization への加入が，Medicare 受給者のケアを向上させる効果があるかどうかが検討されました[26]。

15 項目のうち，2 つの結果をまとめたものが**表 6.21** です。介入期間前後の違いの評価（群内比較）は，コントロールを置かない連続横断研究の場合と同じように，カイ2乗検定を用いて行われましたが (6.3)，介入群における変化が，コントロール群の変化よりも大きいかどうかの評価には，群間のサンプル特性の違いを調整する必要があるため，多変量解析が用いられました。この研究におけるアウトカムは，医療の質に関する基準が満たされているかどうかです。アウトカム変数が 2 区分変数であるため，この研究では，多重ロジスティック回帰分析が用いられています。独立変数としては，医療機能評価組織への加入の有無，調査時点（ベースライン / 介入後），交互作用項（加入の有無を表す変数×調査時点を表す変数）が用いられました。交互作用項を取り入れたのは，それにより，介入後の期間における医療の質の改善が加入医療機関と非加入医療機関のどちらが大きいかを示すためで，これらのモデルは，患者の年齢，性別，人種，医療機関の病床数，医療機関の収益状態などで調整されました。

多重ロジスティック回帰分析の結果は，右端の列に示されています。アスピリンの処方には，介入前後で差は認められませんでしたが，医療機能評価組織に加入している病院では，肺炎のスクリーニングやワクチン投与の頻度が高いことが示されました。

同じ病院から複数の患者がサンプリングされたため，この研究では，一般化推定方程式を用いて，病院のクラスター効果を調整した分析も行われましたが，結果に大きな違いがなかったために，通常の多重ロジスティック回帰分析の結果だけが報告されています。

---

[26] Snyder, C. and Anderson, G. "Do quality improvement organizations improve the quality of hospital care for Medicare beneficiaries." *JAMA* **293** (2005): 2900–7.

表 6.21 医療機能評価組織に加入している病院と加入していない病院における質指標の変化の比較

	医療機能評価組織に加入				医療機能評価組織に非加入				介入の効果	
	ベースライン	追跡後	変化	P値	ベースライン	追跡後	変化	P値	調整オッズ比*	P値
心臓発作を起こした患者に対する退院時のアスピリン処方	85.3	88.0	2.7	0.09	83.6	87.7	4.1	0.13	0.95 (0.56〜1.61)	0.85
肺炎のスクリーニングやワクチン投与	15.5	40.9	25.4	<0.0001	8.4	17.1	8.7	<0.0001	1.58 (1.15〜2.18)	0.005

* オッズ比は、患者の年齢、性別、人種、病床数、収益状態により調整

Snyder, C., and Anderson, G. "Do quality improvement organizations improve the quality of hospital care for medicaid beneficiaries?" JAMA **293** (2005): 2900–7 のデータによる。

表 6.22　介入群とコントロール群の介入後のアウトカムを比較するための検定方法

アウトカム変数のタイプ	2 群の 2 変量解析	3 群以上の 2 変量解析	多変量解析
2 区分変数	カイ 2 乗検定，フィッシャーの正確検定，オッズ比	カイ 2 乗検定	多重ロジスティック回帰分析
間隔変数，正規分布	t 検定	分散分析（ANOVA）	多重線形回帰分析 分散分析（ANOVA） 共分散分析（ANCOVA）
間隔変数，非正規分布	マン・ホイットニー検定	クラスカル・ウォーリス検定	同上[*]
順序変数	マン・ホイットニー検定	クラスカル・ウォーリス検定	比例オッズモデル

[*]正規分布と等分散の前提に当てはまるように，アウトカム変数を変換する。

6.6　介入群とコントロール群の間で，介入後の測定値に統計学的有意差があるか？

　　　1.2.C で論じたように，介入前の測定値が存在せず，介入後の測定値を比較するしかない場合があります。そういう場合に用いられる統計学的手法を示したのが，**表 6.22** です。他の場合と同じように，どの統計学的手法を用いるかは，アウトカムの特性によります。

　　この表に示した統計学的手法は，**6.3** で解説した，介入前後の測定値がある連続横断研究で用いられる手法と全く同じものです。これは，どちらの場合も，測定値間に対応（リンク）がないからです。言い換えれば，介入群とコントロール群の間にベースライン特性の違いがあるため，一般には，多変量解析が用いられるということです（ただし，「自然の」ランダム化によって群間の特性が等しい場合は別ですが，そんなことはまずあり得ません）。

　　たとえば，Tseng らは，Medicare の最大薬剤給付制（キャップ制）が，高齢者における必要な薬剤の入手の妨げとなっていないかどうかを検討しました[27]。この研究ではキャップ制導入後，年間給付上限が 750 ドルあるいは 1200 ドルとされた高齢者で，前年にそれらの上限を超えた群（介入群）と，年間給付上限が 2000 ドルとされた高齢者で，前年に上限を超えなかった群（コントロール群）が比較されました。後者をコントロールとしたのは，上限を超えていないため，給付制限の影響を受けていないと考えられたからです。

　　この研究では，介入群と年齢や月間薬剤支出額が近いコントロールを確保するために，層化サンプリングが用いられています。しかしそれでも，介入群と

---

[27] Tseng C.-W., Brook, R. H., Keeler, E., Steers, W. N., and Mangione, C. M. "Cost-lowering strategies used by Medicare beneficiaries who exceed drug benefit caps and have a gap in drug coverage." *JAMA* 292 (2004): 952–60.

表 6.23　薬剤費節減の工夫をしている高齢者の割合

	割合（%，調整済み）		
	介入群：年間給付上限 750 あるいは 1200 ドルを超過した人々 ($n=665$)	コントロール群：年間給付上限 2000 ドルを超過しなかった人々 ($n=643$)	P 値[*]
服薬量を減らすための工夫（医療抑制を含む）			
1 回の服用量を減らす，あるいは服用回数を減らす	18	10	<0.001
服薬をやめる	8	8	0.86
新しく薬を処方されても薬局に行かない（新しい薬を服用しない）	6	5	0.39
上記の工夫の少なくとも 1 つを実行している	24	16	<0.001
薬剤費を減らすための工夫			
薬を変える	15	9	0.002
試供品を用いる	34	27	0.006
他の人から薬を分けてもらう	2	1	0.26
薬局に電話して値段を交渉する	46	29	<0.001
値段を交渉する場合の戦略			
高齢者割引を用いる（66 歳以上）	12	7	0.003
Medicare の加入者であることを訴える	10	7	0.13
製薬会社に直接値段を交渉する	2	1	0.11
郵送で購入	63	62	0.64
海外から購入	3	3	0.92

[*]年齢，性別，教育歴，民族，家庭所得，一般的健康状態，日常生活関連動作の障害，抱える健康問題の数，調査方法（筆記，電話），所得データの有無を，多重ロジスティック回帰モデルにより調整。

Tseng, C.-W., Brook, R.H., Keeler, E., Steers, W. N., and Mangione, C. M. "Cost-lowering strategies used by Medicare beneficiaries who exceed drug benefit caps and have a gap in drug coverage." *JAMA* **292** (2004): 952–60 のデータによる。

　コントロール群の間には，色々な特性について，統計学的に有意の差が存在し，介入群はコントロール群に比べて，女性の割合が高く，既婚者が少なく，所得が低く，高血圧と肺気腫の罹患者が多く，抱える健康問題の数の平均値が高くなっていました。

　表 6.23 に示されているように，介入群の高齢者は，コントロール群に比べ，処方された量より服用量を減らす，薬剤を変える，試供品を使う，薬局と値段を交渉する，66 歳以上の高齢者割引を利用するなど，薬剤費を減らす色々な工夫をしていることが示されました。表のパーセントや P 値は，多重ロジスティック回帰分析で調整されたもので，この分析は，年齢，性別，教育歴，民族，家庭所得，健康状態，機能障害，抱える健康問題の数，調査方法のタイプ，所得データの有無で調整されています。

　このように，この分析では，介入群とコントロール群の対象者の特性の違いが調整されていますが，それでもまだ，この結果には，群間の何らかの特性の違

いが交絡している可能性があります。給付制限はカウンティ（郡/市）単位で適用され，患者の自己選択によるものではありませんでしたが，ベースライン特性の違いから，対象者の特性がカウンティ間で異なっていたことが分かります。

こうした研究群間の違いは，給付制限の水準がランダムに割り付けられていれば生じなかった問題ですが，政府の事業で，保険の給付をランダムに割り付けることなど，まずあり得ません。また，介入前の測定がなされていて，給付制限前の服用状態と比較することができていれば，もっと妥当性の高い結果が得られたはずですが，現実の保健行政にとっては，こうした研究の結果でも，十分な価値があります。

1.2.C で論じたように，介入前測定がない場合には，ケースコントロール研究を効果評価に用いることができます。ケースコントロール研究で用いられる統計学的手法は，ケースとコントロールが 1:1 でマッチングされていない限り，**表 6.21** にリストしたものと全く同じです[28]。たとえば，Werler らは，葉酸が神経管欠損の予防に有効であるかどうかを検討するために，ケースコントロール研究を行っています。この研究には，神経管欠損を持って生まれた児の母親 436 人（ケース群）と，神経管欠損以外の先天奇形を持って生まれた児の母親 2615 人（コントロール群）が参加し，受胎時に葉酸を含むサプリを服用していたかどうかが質問されました。その結果，受胎時に日常的に葉酸を含むサプリを服用していた母親の割合は，ケース群では 8％ であるのに対し，コントロール群では 13％ と高く，葉酸摂取者では，神経管欠損のリスクが統計学的に有意に低いことが示されました（オッズ比 [OR] = 0.57, 95％ 信頼区間 0.4～0.8）[29]。

交絡の影響を極力減らすために，この研究では，未調整オッズ比（粗オッズ比）crude odds ratio に影響するすべての変数が多重ロジスティック回帰分析で調整されています。対象者の報告に頼る研究では，対象者の知識の有無に影響を受ける可能性があるため，この研究では，葉酸と先天異常との関係に関する仮説を知らなかった女性に限定した分析も行われましたが，それでも，受胎時の葉酸摂取と神経管欠損のリスクとの間には，統計学的に有意な関連が認められました（調整オッズ比 = 0.4, 95％ 信頼区間 0.2～0.6）。

もちろん，ケース群とコントロール群の間には，記憶の確かさの違い（リコールバイアス recall bias）が存在する可能性もあるため，ケースコントロール研究から因果関係を断定することはできません。しかし，その後の前向き研究 prospective study で，葉酸には神経管欠損を減少させる効果があることが確か

---

[28] マッチングされたデータの 2 変量解析についてもっと勉強したい人は，Katz, M. H. Study Design and Statistical Analysis: A Practical Guide for Clinicians. Cambridge: Cambridge University Press, 1996: pp. 116-9 を，多変量解析については，Katz, M. H. *Multivariable Analysis: A Practical Guide for Clinicians*. Cambridge: Cambridge University Press, 1996: pp. 158-78. を参照してください。

[29] 原著では，リスク比（相対リスク）が報告され，それをオッズ比から推定したと述べられています。しかし，公開されている原データ（www.openepi.com）に基づいて計算してみると，粗オッズ比がやや不正確だったため，本書では，筆者が再計算した値を示しています。曝露（この例では，葉酸摂取）が稀（<15％）な場合には，オッズ比は，リスク比（発生率の比）の近似値となります。

められました[30]。つまり，このケースコントロール研究によって，研究の方向が示され，将来妊娠する可能性のあるすべての女性に，葉酸摂取が推奨されることになったのです。

---

[30] Berry, R. J., Li, Z., Erickson, J. D., et al. "Prevention of neural-tube defects with folic acid in China." *N. Engl. J. Med.* **341** (1999): 1485–90.

7 研究群間のベースライン特性の違いの調整方法

7.1 介入群と非介入群の間のベースライン特性の違いをどのように調整するか？

5.3 では，高齢者におけるインフルエンザワクチンに関する研究を例に，研究群間のベースライン特性の違いが，どのように研究結果に交絡するかを解説しました。医師は，最も健康状態の悪い人にワクチン接種をする傾向があるため，ワクチン接種と呼吸器疾患による入院との間に，高い関連が生じます。しかし，交絡要因を多変量解析で調整してみると，全く逆に，ワクチン接種を受けた高齢者では，受けていない人よりも，呼吸器疾患で入院する頻度が低いという結果が現れました。

多変量解析は，このように，ベースライン特性を調整する上で，強力な統計的手段ですが，非ランダム化研究においては，調整しきれない場合があります。しかし，最近，新たな方法が開発され，よく使われるようになってきました。それが，傾向スコア propensity score や操作変数（インスツルメント変数）instrumental variable を用いた分析方法です。これらの方法は，多変量解析を伴うため，これらの方法の長所と短所を，まず通常の多変量解析と比較し，次いで，これらの方法を比較して論じることにします（**表 7.1**）。

7.2 傾向スコアとは何か？ どのように計算するのか？

> 傾向スコアは，研究群間のベースライン特性を調整するために用いられる。

傾向スコア propensity score は，研究群間のベースライン特性を調整するために開発された統計学的手法で，最近その応用例が増えつつあります。傾向スコアとは，一言で言えば，対象者が，ある研究群（介入群あるいはコントロール群）のメンバーである確率（グループメンバーシップの確率）のことで，この方

101

表 7.1 研究群間のベースライン特性の違いを調整する上での，多変量解析，傾向スコア，操作変数の利点と欠点の比較

	利点	欠点
多変量解析のみ	・ベースライン特性の調整に関わるあらゆる方法の基礎となる手法。 ・統計学が不得手な研究者には，傾向スコアや操作変数よりも，なじみやすい手法。	・アウトカムの数に対して，あまりにベースライン特性の違いが多すぎる場合にはうまく機能しない。 ・あまり変数が多すぎるとモデルの適合性が損なわれ（誤設定），モデルの適切性の検定も難しくなる。 ・交絡要因が研究群間に適度に分布していないと，効果の推定が外挿に基くこととなり，モデルの信頼性が低下する。 ・未測定の交絡要因を調整することができない。
傾向スコア法	・サンプルサイズが研究群間で比較的均等である場合には，多くのベースライン特性に違いがあり，かつアウトカム数が比較的少なくても用いることができる。 ・バイアスをもたらす心配をすることなしに，群間でベースライン特性のバランスがうまく取れるまで，何度も傾向スコアの計算を行うことができる。 ・アウトカムとベースライン特性の間の関係に何の仮定もおく必要がない。	・サンプルサイズが不足している場合には，妥当な傾向スコアを算出できず，グループメンバーシップに偏りが生じることがある。 ・この方法が適切に機能するためには，群間で，傾向スコアに十分な重なりがなくてはならない。 ・傾向スコアをマッチングの目的に使う場合には，マッチングで選ばれた集団は，元の集団の代表性を失うことがある。 ・未測定の交絡要因を調整することができない。
操作変数（インスツルメント変数）法	・（ある仮定のもとで）未測定の要因についても調整できる唯一の方法。 ・政策の効果評価に用いることができる。	・操作変数がいつも同定できるとは限らない。 ・効果の推定の定度 precision が低下する（＝信頼区間が大きくなる）。 ・結果は，操作変数で介入を受けたと推定される人々（限界集団）にしか適用することができない。 ・個人における介入の効果を推定することはできない。

法は，(1) スコアの開発，(2) スコアを用いたベースライン特性の調整という，2つのステップから成ります。

傾向スコアを計算するには，まず，グループメンバーシップに影響を与え得る変数（例：属性，疾患の重症度）を選びます。そして，次に，それらの変数を多重ロジスティック回帰分析（2群の場合）に投入し，ある研究群に属する推定確率（グループメンバーシップの確率）を計算するモデルを作成します。その多重ロジスティック回帰モデルの変数に，各対象者のデータを投入すれば，対象

> 傾向スコアを計算するには，まず，グループメンバーシップに影響を与え得る変数を選ぶ。

7 研究群間のベースライン特性の違いの調整方法

者各個人の傾向スコア，つまり，その対象者がある研究群に属する確率が，0から1の範囲の数値として算出されます。これは，モデルに同時に投入された他の変数で調整済みの確率となります。

傾向スコアの長所を理解するために，傾向スコアが等しい2人の対象者（1人は介入群，他はコントロール群）を想定してみましょう。仮に，この傾向スコアが，介入群のメンバーシップに影響する「あらゆる」要因に基づいて算出されたとすれば，傾向スコアが等しいということは，その割り付けがほぼランダムであったことを意味します[1]。しかし，現実には，傾向スコアの計算に使えるのは，「測定された」要因のみであり，常に，未測定の要因が交絡している可能性があります。それは言い換えれば，それらの未測定の要因を投入したならば，傾向スコアは変わる可能性があるということです。したがって，「測定された」要因を用いて計算した傾向スコアが等しくとも，真のグループメンバーシップの確率が等しいとは限らないということになります[2]。

Gumらは，傾向スコアを用いて，アスピリンが，冠動脈疾患の疑いのある患者の死亡率を減らす効果があるかどうかを検討しました[3]。対象者は，ある医療センターで負荷心エコー検査を受けた成人患者の連続サンプルで，適格基準 eligibility criteria を満たす6174人の患者のうち，2310人（37%）がアスピリン服用者で，3864人（63%）が非服用者でした。

表7.2に示したように，アスピリン服用者と非服用者の間には，多くのベースライン特性について違いがあり，アスピリン服用者は非服用者よりも，高齢で，健康状態が悪い（糖尿病者，高血圧者，冠動脈疾患既往者が多い）ため，そもそも死亡率が高い可能性が考えられました。妥当性のある比較を行うためには，両群間におけるそうしたベースライン特性の違いを調整しなければなりません。この研究では，その目的で，傾向スコアが用いられました。傾向スコアを計算するのに用いられた多重ロジスティック回帰モデルのアウトカム（従属変数）は，アスピリン服用の有無で，34のベースライン特性（独立変数）が投入されました。それらの変数の一部は**表7.2**に示されています。これによって，個々の患者について，0.03〜0.98の範囲で，傾向スコア，つまり，その患者が，アスピリン服用者である確率が算出されました。

傾向スコアが，研究の最終アウトカム（この研究では，死亡）とは無関係に計算されていることに注意してください。これが，傾向スコアの重要なポイントです。通常の多変量解析では，アスピリン服用の有無と一部のベースライン特性を独立変数として，最終アウトカムの確率が計算されますが，傾向スコアの

> 傾向スコアとは，グループメンバーシップに影響を与えると思われる変数に対して，各対象者自身の値を投入して得られる，グループメンバーシップの確率のことである。

> 傾向スコアがあらゆる交絡要因を考慮して計算され，かつ2人の対象者間で等しい場合には，その割り付けはランダムとみなすことができる。

> 傾向スコアは，アウトカムとは無関係に計算される。

---

[1] Rubin, D. B. "Estimating causal effects from large data sets using propensity scores." *Ann. Intern. Med.* **127** (1997): 757–63.

[2] D'Agostino, R. B. "Propensity score methods for bias reduction in the comparison of a treatment to a non-randomized control group." *Statist. Med.* **17** (1998): 2265–81.

[3] Gum, P. A., Thamilarasan, M., Watanabe, J., Blackstone, E. H., and Lauer, M. S. "Aspirin use and all-cause mortality among patients being evaluated for known or suspected coronary artery disease: A propensity analysis." *JAMA* **286** (2001): 1187–94.

表7.2 アスピリン服用者と非服用者におけるベースライン特性の比較

	アスピリン服用者 (*n*=2310)	アスピリン非服用者 (*n*=3864)	*P*値
属性			
年齢，平均（SD），歳	62 (11)	56 (12)	<0.001
男性，人（%）	1779 (77)	2167 (56)	<0.001
既往歴			
糖尿病，人（%）	388 (17)	432 (11)	<0.001
高血圧，人（%）	1224 (53)	1569 (41)	<0.001
喫煙歴，人（%）	234 (10)	500 (13)	0.001
心臓関係既往			
冠動脈疾患，人（%）	1609 (70)	778 (20)	<0.001
冠動脈バイパス術，人（%）	689 (30)	240 (6)	<0.001
経皮的冠動脈形成術，人（%）	667 (29)	148 (4)	<0.001
異常Q波（心筋梗塞），人（%）	369 (16)	285 (7)	<0.001
心房細動，人（%）	27 (1)	55 (1)	0.04
うっ血性心不全，人（%）	127 (6)	178 (5)	0.12
服薬歴			
ジゴキシン，人（%）	171 (7)	216 (6)	0.004
βブロッカー，人（%）	811 (35)	550 (14)	<0.001
ジルチアゼム/ベラパミル，人（%）	452 (20)	405 (10)	<0.001
ニフェジピン，人（%）	261 (11)	283 (7)	<0.001
血中脂質降下剤，人（%）	775 (34)	380 (10)	<0.001
アンギオテンシン変換酵素阻害薬，人（%）	349 (15)	441 (11)	<0.001
心血管関連検査			
体格指数（BMI），平均値（SD），kg/m^3	29 (5)	30 (7)	<0.001
左室駆出分画，平均値（SD），%	50 (9)	53 (7)	<0.001
安静時心拍数/分，平均値（SD），拍/分	74 (13)	79 (14)	<0.001
収縮期血圧，平均値（SD），mmHg	141 (21)	138 (20)	<0.001
拡張期血圧，平均値（SD），mmHg	85 (11)	86 (11)	0.04
胸痛の有無を評価するための検査，人（%）	300 (13)	468 (12)	0.31
メイヨー式リスクスコア>1，人（%）	2021 (87)	2517 (65)	<0.001
最大運動能，平均値（SD），MET			
男性	8.6 (2.4)	9.1 (2.6)	<0.001
女性	6.6 (2.0)	7.3 (2.1)	<0.001
心拍数回復，平均値（SD），拍/分	28 (11)	30 (12)	<0.001
負荷心電図で虚血性変化，人（%）	430 (24)	457 (14)	<0.001
駆出分画<40%，人（%）	321 (14)	226 (6)	<0.001
負荷条件下でのエコー心電図の虚血性変化，人（%）	495 (21)	436 (11)	<0.001
体力の程度（まあまあ，ない），人（%）	714 (31)	1248 (38)	0.26

SD＝標準偏差

Gum, P. A., et al. "Aspirin use and all-cause mortality among patients being evaluated for known or suspected coronary artery disease: A propensity analysis." *JAMA* **286** (2001): 1187-94 のデータによる。

計算には，最終アウトカムは含まれないため，最終アウトカムとの関連の強さとは無関係に，グループメンバーシップを最も高い確率で予測できる変数の組み合わせを，自由に試すことができます。

一旦，傾向スコアが算出されたら，それを用いて，ベースライン特性の調整を行いますが，それには，4つの方法があります。すなわち，①マッチング変数として用いる，②層化変数として用いる，③多変量解析の独立変数として用いる，④観察の重み付けに用いる，の4つです。これらについては，**7.5.A～E**で解説しますが，その前に，2つの重要な問題を解説しておくことにします。つまり，傾向スコアの計算にはどのような変数を用いるべきか，傾向スコアの適切性をどう評価すればよいかという問題です。

> 傾向スコアには，①マッチング変数，②層化変数，③多変量解析の独立変数，④重み付けという4つの使い道がある。

7.3 傾向スコアには，どのような変数を含めるべきか？

傾向スコアの計算にどのような変数を用いるべきかについては，多少の議論があります。つまり，(1) グループメンバーシップに関連するすべての変数を含めるべきか，(2) 最終アウトカムに関連するすべての変数を含めるべきか，(3) グループメンバーシップと最終アウトカムの両方に関連する変数（真の交絡因子）のみを含めるべきかということです[4]。

5.3での交絡の議論を踏まえれば，3番目のやり方が最も妥当なように思われます。なぜなら，変数が交絡変数でなければ，それを傾向スコアに含めても，群間の違いの調整には役立たないと思われるからです。また，交絡変数に限定することによって，(1) スコアを算出するモデルの効率が高まる，(2) 傾向スコアによるマッチングが容易になる，という利点もあります（**7.5.A**）。

しかし，こうした利点にもかかわらず，私は，1番目のアプローチをお勧めします。それは，2番目，3番目のアプローチでは，変数と最終アウトカムとの間の関連を調べる必要があるからです。これでは，「最終アウトカムと無関係に計算できる」という傾向スコアの利点の1つが損なわれてしまいます[5]。

> 傾向スコアの計算には，グループメンバーシップに関連する全ての変数を含める。

傾向スコアを構成する変数と最終アウトカムとの関連を考慮する必要がなければ，結果にバイアスを持ち込むことなく，色々な変数の組み合わせを試しながら何度も傾向スコアの計算を試みることができます。たとえば，傾向スコアの適切性は，各グループの傾向スコアの近い層を，重要な変数の値について比較することによって検討しますが，その変数に，グループ間でかなりの違いが認められる場合は，他の変数を加える，既に投入した変数を変換（例：対数変換）する，2つの変数から交互作用項 interaction term を作成するなどの工夫を

---

[4] Austin, P. C., Grootendorst, P., and Anderson, G. M. "A comparison of the ability of different propensity score models to balance measured variables between treated and untreated subjects: A Monte Carlo study." *Statist. Med.* **26** (2007): 734–53.

[5] Rubin, D. B. "Estimating causal effects from large data sets using propensity scores." *Ann. Intern. Med.* **127** (1997): 757–63.

して，バランスが改善するかどうかを検討します。このとき，2番目，3番目のアプローチでは，変数と最終アウトカムとの関連が分かってしまうため，研究に都合がよいように（＝最終アウトカムの研究群間の違いが大きくなるように），こうしたプロセスを操作できてしまいますが，1番目のアプローチでは，そうしたバイアスを防ぐことができます。

また，グループメンバーシップに関連するすべての変数を投入することによって，交絡要因を見逃すリスクも小さくすることができます。グループメンバーシップに関連するが交絡因子ではない変数よりも，交絡因子を見逃す方が，結果にはるかに大きな影響を与えます[6]。

7.4 傾向スコアの適切性をどのように判定するか？

傾向スコアを算出したら，以下の3点に基づいて，その適切性を評価します。
1 介入を受けた対象者と受けていない対象者を判別する能力（**7.4.A**）
2 両群間で，傾向スコアに十分なオーバーラップがあるかどうか（**7.4.B**）
3 傾向スコアによって，群間のベースライン特性の比較可能性が高まるか（**7.4.C**）

7.4.A 傾向スコアによって，介入を受けた対象者と受けていない対象者をどれほど判別できるか？

▶TIP
傾向スコアが，介入を受けた対象者と受けていない対象者をどれほど判別できるかの評価には，cインデックスを用いる。

傾向スコアが，介入を受けた対象者と受けていない対象者をどれほど判別できるかの評価は，cインデックスを用いて行われます[7]。cインデックスが0.5ということは，そのスコアの判別能が偶然と変わらないことを意味します。最大値は1で，cインデックスが大きいほど，よい傾向スコアであることを意味します。cインデックスは，ROC曲線の下部の面積に等しく，傾向スコア（介入群に属する確率）の感度をy軸に，「1－特異度」をx軸にとって描かれます。

---

[6] Austinら（本章の脚注4を参照）は，ある条件下では，グループメンバーシップに関連するすべての変数を投入するよりも，真の交絡因子だけを投入する方が，バイアスの減少はやや大きいものの，別の条件下では，特に違いは認められないと報告しています。したがって，総合的に見れば，真の交絡因子だけを投入するアプローチには，利点もありますが，それを打ち消す以上の欠点（注：最終アウトカムとの関連が分かってしまうため，研究に都合がいいように分析を操作できてしまうという欠点）があると私には思われます。

[7] cインデックスの計算方法については，下記の拙著を参照してください。Katz, M. H. *Multivariable Analysis: A Practical Guide for Clinicians* (2nd edition). Cambridge: Cambridge University Press, 2006: p. 124.

7.4.B 2群間で傾向スコアに十分なオーバーラップがあるか？

> 傾向スコアには，研究群間で，十分なオーバーラップがなくてはならない。

> ▶TIP
> 傾向スコアのオーバーラップの評価には，箱ひげ図を用いる。

> ▶TIP
> 傾向スコアの比較で，多くの外れ値が認められる場合は，新たな変数を追加する，既存の変数を変換する，交互作用項を導入するなどして，傾向スコアを再計算する。

傾向スコアを作成する目的は，2群を区別することにありますが，傾向スコアによって，ベースライン特性をうまく調整するためには，両群間に，傾向スコアの十分なオーバーラップがなければなりません。これを評価する1つの方法は，箱ひげ図 box plot を作成することです。たとえば，Landrum らは，心筋梗塞患者に対する専門医によるケアが，死亡率を減少させるかどうかを検討する研究において[8]，臨床状態や医師の特性に関する41の変数を用いて，「循環器専門医による治療を受ける群に属する確率」を表す傾向スコアを作成しています。

図7.1 は，専門医のケアを受けている患者と一般医のケアを受けている患者における，傾向スコアの分布を箱ひげ図で表したものです。前者の傾向スコアは，後者のスコアよりも大きくなっていますが，これは当然予想されることです。しかし，よく見ると，群間には，かなりのスコアのオーバーラップがあり，興味深いことに，専門医のケアを受ける群のスコアには，非常に多くの外れ値 outlier（注：ボックスで囲われた部分の外側にある横線）があることが分かります。これは，専門医のケアを受ける群に属する確率は低いのに，専門医のケアを受けている人々が存在することを示すものです。これは，傾向スコアの計算

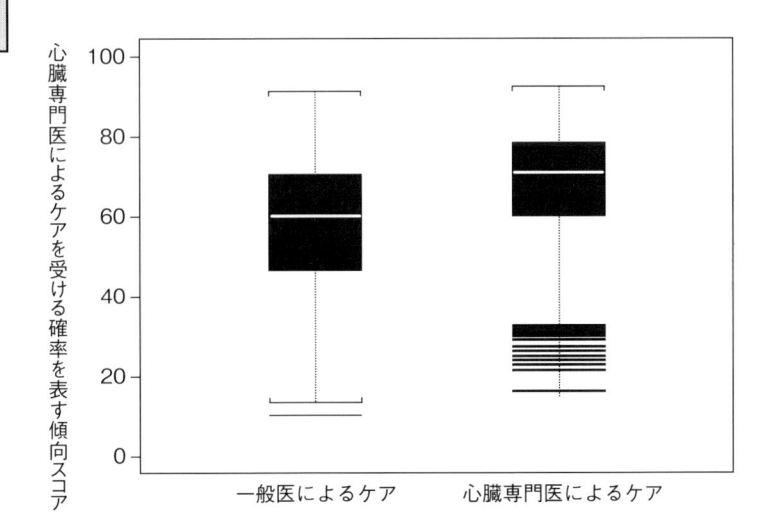

図7.1 心臓専門医によるケアを受ける確率を表す傾向スコアの比較（箱ひげ図）。
Springer Science 社と Business Media 社の許可を得て，以下の文献より引用。Landrum, M. B. and Ayanian, J. Z. "Causal effect of ambulatory specialty care on mortality following myocardial infarction: A comparison of propensity score and instrumental variable analyses." *Health Serv. Outcomes Res. Methodol.* **2** (2001): 221–45, Figure 2.

---

[8] Landrum, M. B. and Ayanian, J. Z. "Causal effect of ambulatory specialty care on mortality following myocardial infarction: A comparison of propensity score and instrumental variable analyses." *Health Serv. Outcomes Res. Methodol.* **2** (2001): 221–45.

に用いられた以外の要因が，循環器専門医によるケアを受けるかどうかに影響を与えている可能性を示唆しています．こういう場合には，新たな変数を追加する，既存の変数を変換する，交互作用項を導入するなどして，傾向スコアを再計算することが勧められます．

7.4.C 傾向スコアによって群間のベースライン特性の比較可能性が高まるか？

傾向スコアが適切かどうかを判断するには，傾向スコアの近い層同士を研究群間で比較し，重要な変数の値が，両群で近い値となるかどうかを確認しなければなりません．そのためには，一般には，対象者を少なくとも5つの層に分け，重要な変数について，その値を比較します．

たとえば，**4.3**で引用した，Connorsらの，右心カテーテルと死亡率との関係に関する観察研究では，右心カテーテルを受けた患者は，受けていない患者よりも，生存率が低いことが示唆されました（30日生存率は，62％と69％）．しかし，右心カテーテルを受けた患者は，受けなかった患者よりも，ベースライン時点の病状が悪く，それを調整しなければ妥当な比較を行うことはできません．

そこで，この研究では，65のベースライン特性を用いて傾向スコアを算出し，その適切性を評価するために，2つの群の対象者を傾向スコアによって，それぞれ5つの層に区分し，重要な変数の値を比較しました．それを示したのが，**図7.2**です．図から明らかなように，APACHE Ⅲ スコア（病状の重篤性に関する合成スコア），血圧，動脈血酸素分圧/吸気酸素濃度のいずれにおいても，すべての層で，右心カテーテルを受けた患者と受けていない患者では，大きな値の違いがないことが分かります．このような層別比較を行うことによって，傾向スコアがベースライン特性をうまく調整できているかどうかを知ることができるわけです．

用いた傾向スコアで調整がうまくいかない場合には，2つのアプローチがあります．その第1は，新たな変数の追加，既存の変数の変換，交互作用項の導入などを行って，より調整力のある傾向スコアを検討すること，第2は，傾向スコアではうまく調整できない変数を傾向スコアとともに多変量解析の中に投入することです（**7.5.C** 参照）．

▶TIP
傾向スコアの近い層同士の比較で，ベースライン変数に違いが認められる場合には，傾向スコアを再計算するか，その変数を，多変量解析の中に，傾向スコアとともに投入する．

▶TIP
重要な変数の値が，両群で近いかどうかを確認するには，対象者を少なくとも5層に分けて比較する．

7.5 傾向スコアを用いて，どのようにベースライン特性を調整するのか？

傾向スコアを算出したら，それを用いて，ベースライン特性を調整しますが，それには，以下，**7.5.A〜7.5.E**で述べる4つのアプローチがあります（**表7.3**）．

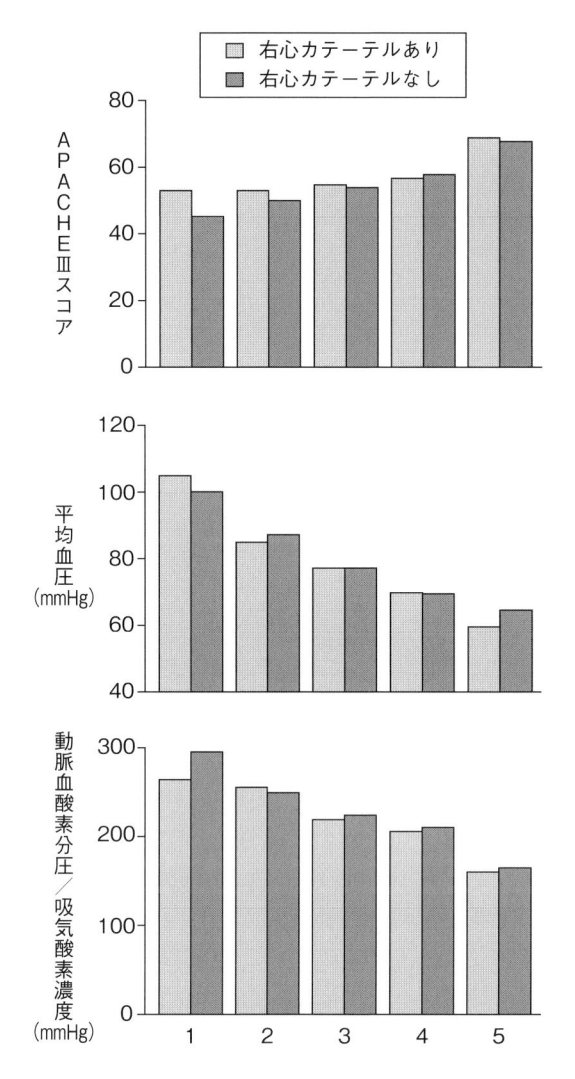

図7.2 右心カテーテルを受けた患者と受けていない患者における，APACHE IIIスコア，平均血圧，動脈血酸素分圧／吸気酸素濃度で計算された傾向スコアの5分位別比較。Connors, A.F., et al. "The effectiveness of right heart catheterization in the initial care of critically ill patients." *JAMA* **276** (1996): 889-97. Copyright ©1996 Amercian Medical Association. All rights reserved. から許可を得て引用。

7.5.A 傾向スコアを用いて，マッチングを行う

　上述した，アスピリンの死亡率に及ぼす影響に関する研究では，傾向スコアがマッチングの目的で用いられ，アスピリンを服用している患者と傾向スコアが最も近い非服用者を，0.09の違いを許容範囲としてマッチングし，マッチングできない場合は，そのアスピリン服用者は研究から除外されました。マッチ

表 7.3　ベースライン特性の違いを傾向スコアを用いて調整する 3 つの方法の利点と欠点

傾向スコアの用い方	利点	欠点
マッチング	傾向スコアで群間のベースライン特性の違いを調整する最良の方法。	サンプルサイズが減少し，一般化可能性が損なわれる可能性がある。
層化	マッチングできないケースやコントロールも分析に含めることができる。	残差交絡。
多変量解析の独立変数	マッチングできないケースやコントロールも分析に含めることができる。	残差交絡。
観察の重み付け	マッチングできないケースやコントロールも分析に含めることができる。回帰モデルの誤設定の影響を受けにくい。	傾向スコアが 0 もしくは 1 に近い場合は，非現実的に極端な重みが生じることがある。

定　義
マッチングの際に許容する最大のスコアの違いを，キャリパーと言う。

ングの際に，許容する最大のスコアの違い（この場合 0.09）を，キャリパー caliper と言います。

　表 7.4 を表 7.2 と比較すれば，傾向スコアによって，適切なマッチングがなされたことが分かります。2 群の間には，まだ若干の違いは存在しますが（例：アスピリン服用者群の男性の最大運動能が非服用者群よりも高い），マッチングによって，比較可能性が高められています。

　傾向スコアでマッチングすることによって，研究の結果は劇的に変化しました。2 変量解析では，3.1 年の追跡期間における死亡率は，アスピリン服用者群と非服用者群でいずれも 4.5％でしたが，傾向スコアによるマッチング後は，アスピリン服用群で 4％，非服用群では 8％と有意な違いが認められました（$P = 0.002$）。この結果は，アスピリンが心血管系疾患を減少させるというランダム化比較試験の結果と一致するものです。しかし，この研究の重要性は，ランダム化比較試験の結果が，あらゆる原因による死亡や実際の臨床現場に訪れる患者に一般化できることを示した点にあります。

　Gum らがケース（アスピリン服用者）とコントロール（非服用者）をマッチングさせた方法，つまり，傾向スコアが最も近い人同士をマッチングするという方法は，最も単純な方法です。しかし，傾向スコアだけではなく，それ以外の変数も含めてマッチングしなければならない場合があります。

まずある重要な変数についてマッチングし，次に，傾向スコアの最も近いコントロールを選ぶというやり方もできる。

　たとえば，Stukel らは，急性心筋梗塞を起こした高齢者を対象に，心臓カテーテルが生存に及ぼす影響を検討しています[9]。この研究は，高齢者のコホートを用いて行われ，傾向スコアを計算した後，0.1 の違いまでを許容範囲（キャリパー）として，マッチングが行われました。ただし，上述の Gum らの研究とは異なり，Stukel らは，年齢もマッチング変数とし，5 年を許容範囲としてマッ

---

[9] Stukel, T. A., Fisher, E. S., Wennberg, D. E., Alter, D. A., Gottlieb, D. J., and Vermeulen, M. J. "Analysis of observational studies in the presence of treatment selection bias: Effects of invasive cardiac management on AMI survival using propensity score and instrument variable methods." *JAMA* 297 (2007): 278–85.

表7.4 傾向スコアでマッチングされたアスピリン服用者と非服用者のベースライン特性

	アスピリン服用者 （n=1351）	アスピリン非服用者 （n=1351）	P値
属性			
年齢，平均（SD），歳	60（11）	61（11）	0.16
男性，人（%）	951（70）	974（72）	0.33
既往歴			
糖尿病，人（%）	203（15）	207（15）	0.83
高血圧，人（%）	679（50）	698（52）	0.46
喫煙歴，人（%）	161（12）	162（12）	0.95
心臓関係既往			
冠動脈疾患，人（%）	652（48）	659（49）	0.79
冠動脈バイパス術，人（%）	251（19）	235（17）	0.42
経皮的冠動脈形成術，人（%）	166（12）	147（11）	0.25
異常Q波（心筋梗塞），人（%）	194（14）	206（15）	0.52
心房細動，人（%）	21（2）	24（2）	0.65
うっ血性心不全，人（%）	79（6）	89（7）	0.43
服薬歴			
ジゴキシン，人（%）	115（9）	114（9）	0.94
βブロッカー，人（%）	352（26）	358（26）	0.79
ジルチアゼム/ベラパミル，人（%）	223（17）	223（17）	0.99
ニフェジピン，人（%）	127（9）	144（11）	0.28
血中脂質降下剤，人（%）	281（21）	271（20）	0.63
アンギオテンシン変換酵素阻害薬，人（%）	209（15）	214（16）	0.79
心血管関連検査			
体格指数（BMI），平均値（SD），kg/m³	29（6）	29（6）	0.83
左室駆出分画，平均値（SD），%	51（8）	51（9）	0.65
安静時心拍数，平均値（SD），拍/分	77（13）	76（14）	0.13
収縮期血圧，平均値（SD），mmHg	141（21）	141（21）	0.68
拡張期血圧，平均値（SD），mmHg	85（11）	86（11）	0.57
胸痛の有無を評価するための検査，人（%）	153（11）	159（12）	0.72
メイヨー式リスクスコア>1，人（%）	1108（82）	1110（82）	0.92
最大運動能，平均値（SD），MET			
男性	8.7（2.5）	8.3（2.5）	0.01
女性	6.5（2.0）	6.7（2.0）	0.13
心拍数回復，平均値（SD），拍/分	28（12）	28（11）	0.82
負荷心電図で虚血性変化，人（%）	231（22）	223（21）	0.64
駆出分画<40%，人（%）	147（11）	156（12）	0.50
負荷条件下でのエコー心電図の虚血性変化，人（%）	239（18）	259（19）	0.32
体力の程度（まあまあ，ない），人（%）	445（33）	459（34）	0.57

Gum, P. A., et al. "Aspirin use and all-cause mortality among patients being evaluated for known or suspected coronary artery disease: A propensity analysis." *JAMA* **286** (2001): 1187–94 のデータによる。

チングを行いました。

　傾向スコアを用いてマッチングを行うことの大きな利点は，傾向スコアの他の利用法に比べて，バイアスを持ち込む可能性が，一般に最も低いという点にあります[10]。

　しかし，統計学の世界では，利点には必ず欠点が伴うのが普通です。マッチングの欠点は，マッチングできない対象者が分析から除外されるため，サンプル数が減少し，対象母集団の代表性が損なわれる，したがって，結果の一般化可能性 generalizability が損なわれる可能性があることです。**表 7.2** と **表 7.4** を比較すれば分かるように，マッチングできたのは，アスピリン服用者のわずか58％（1351/2310），非服用者の 35％（1351/3864）に過ぎません。つまり，厳密に言えば，この研究の結果は，この研究で傾向スコアがマッチングできた患者に近い患者にしか一般化できないことになります。

> マッチングは，傾向スコアの他の利用法に比べて，ベースライン特性を最もよく調整できる。

> マッチングには，サンプル数が減少し，対象母集団の代表性が損なわれるという欠点がある。

7.5.B　傾向スコアによる層化分析

　マッチングが常に可能なわけではないため，その場合，傾向スコアを用いた層化分析 stratification が行われることがあります。この方法を用いるためには，対象者を，傾向スコアによっていくつかのレベルに層化する必要があります。

　各層に属する対象者の傾向スコアが近く，かつ「あらゆる」交絡因子が計算に含まれているとすれば，対象者は各層でランダムに研究群に割り付けられたとみなすことができます。

　対象者をうまく層別化できれば，介入の効果を各層で評価することができ，かつ総合的な効果は，層別の効果の平均をとることで算出することも可能です。

　たとえば，Wang らは，通常の抗精神病薬で治療された高齢者（以下，通常抗精神病薬群）と非定型抗精神病薬で治療された高齢者（以下，非定型抗精神病薬群）の死亡率を比較する研究を行っています[11]。非ランダム化研究の常として，両群の間には，ベースライン特性にかなりの違いが存在し，通常抗精神病薬群では，非定型抗精神病薬群よりも，男性と非白人系が多く，またうっ血性心不全，心筋梗塞以外の虚血性心疾患，がんの既往が多くなっていました。

　群間の比較可能性を高めるために，彼らは，傾向スコアを用いて，患者を 10層 decile に区分し，それを 10 区分変数として，比例ハザード分析を行いました。その結果，治療 180 日後の死亡率は，通常の抗精神病薬群の方が，非定型抗精神病薬群よりも大きいことが示されました（比例ハザード＝1.37，95％信頼区間 1.27～1.49）。

　層化の欠点は，残差交絡（残余交絡）residual confounding があり得ることで

> 傾向スコアによって層化するには，スコアの近い者同士をグループ化する。

> 傾向スコアを用いて層化しても，残余交絡の可能性があり得る。

---

[10] Austin, P. C. "The performance of different propensity score methods for estimating marginal odds ratios." *Statist. Med.* **26** (2007): 3078–94.

[11] Wang, P. S., Schneeweiss, S., and Avorn, J. "Risk of death in elderly users of conventional vs. atypical antipsychotic medications." *N. Engl. J. Med.* **353** (2005): 2235–41.

す。残差交絡とは，層化後も，層の「内部」で，研究群間のベースライン特性になお違いが残存することを意味し，その有無は，重要なベースライン特性について，各層で群間比較をすることで，知ることができます。

何層に分けるべきかについては，5層に分ければ，調整を行わない分析に比べて，バイアスを90％除去できることが示されています[12]。また，5層の結果を，3層から10層と比較した研究では，その範囲では，結果に大きな違いがないことが明らかにされています[13]。

▶TIP
5層に分けることで，90％のバイアスを除去できる。

7.5.C 傾向スコアを多変量解析の独立変数として用いる

傾向スコアを，多変量解析の独立変数として用いることもできます。たとえば，Levyらは，集中治療専門医による管理が，集中治療室の患者の死亡率の改善につながるかどうかを検討しました[14]。調整をしない分析では，集中治療専門医の管理を受けた患者の方が，そうでない患者よりも死亡率が高いという結果になりました（オッズ比＝2.13，95％信頼区間 2.03〜2.24，$P<0.001$）。この結果を見た集中治療医は，ただちに抗議し，自分たちが診ている患者は，そうでない患者よりも病態が悪い傾向があるため，そういう結果になったのだと強く反論しました。

実際，集中治療専門医のケアを受けた患者では，一般医のケアを受けた患者よりも，入院後24時間以内に人工呼吸を要した人，継続的な鎮静剤投与が必要だった人の割合が高くなっていました。また，ほとんどの患者を集中治療専門医が扱う医療機関は，大学病院や大病院であることが多く，そうした大規模な医療機関の集中治療室には，より重篤な患者が送られてくるため，集中治療専門医のケアを受ける患者の死亡率が高くなっていた可能性があります。

こうした違いを調整するために，19の変数を用いて傾向スコアが算出され，病状の重篤度とともに，ランダム効果多重ロジスティック回帰モデル random-effects logistic model に投入されました。その結果，集中治療医に管理された患者では，やはり，院内死亡率が高いという結果となりました（オッズ比＝1.40，95％信頼区間 1.32〜1.49，$P<0.001$）。解釈の難しい結果ですが，これはまだ何らかの変数の残差交絡 residual confounding が存在する可能性，あるいは集中治療専門医が患者を扱うやり方に死亡率を高める何らかの要因が存在する可能性を示唆しています。

傾向スコアの計算には，病状の重篤度に関連する多くの変数が用いられてい

---

[12] Rubin, D. B. "Estimating causal effects from large data sets using propensity scores." *Ann. Intern. Med.* **127** (1997): 757–63.

[13] Landrum, M. B. and Ayanian, J. Z. "Causal effect of ambulatory specialty care on mortality following myocardial infarction: A comparison of propensity score and instrumental variable analyses." *Health Serv. Outcomes Res. Methodol.* **2** (2001): 221–45.

[14] Levy, M. M., Rapoport, J., Lemeshow, S., Chalfin, D. B., Phillips, G., and Danis, M. "Association between critical care physician management and patient mortality in the intensive care unit." *Ann. Intern. Med.* **148** (2008): 801–9.

るのに，なぜLevyらが，傾向スコアだけではなく，病状の重篤度まで多変量解析に投入したのかと不思議に思われるかもしれませんが，それは，傾向スコアを用いても，なお残差交絡の可能性が存在したからです。

7.5.D 測定の重み付けに傾向スコアを用いる

ベースライン特性の違いを調整するためのもう1つの方法は，傾向スコアを用いて重み付けをした多変量解析を実施することです。たとえば，McNielらは，精神保健裁判所 mental health court の効果を評価するために，傾向スコアで重みづけした多変量解析を行っています[15]。この研究は，非ランダム化研究であるため，精神保健裁判所で審理を受ける被疑者と，通常の治療を受ける被疑者とは特性が異なる可能性があり，たとえば，前者は後者に比べて，ホームレスや重度の精神障害者である割合が高い傾向がありました。

こうした違いを調整するために，この研究では，属性，臨床的変数，過去1年間の犯罪歴などを用いて，傾向スコアが算出され，(1) 新たな暴力犯罪を起こすまでの時間，(2) 何らかの新たな犯罪容疑がかかるまでの時間をアウトカムとする比例ハザードモデルの重みづけに用いられました。重みづけは，介入群の対象者には，傾向スコアの逆数を，コントロール群の対象者には，「1－傾向スコア」の逆数をかけるという形で行われました。

その結果，精神保健裁判所で審理を受けた人々は，そうでない人々に比べて，新たな暴力犯罪の容疑がかかるまでの時間，あるいは，何らかの新たな犯罪容疑がかかるまでの時間が長いことが示されました。

傾向スコアによる重みづけは，層化分析よりも，モデルの誤り（誤設定misspecification）の影響を受けにくいことが明らかにされています[16]。ただし，傾向スコアがゼロもしくは1に近い場合には，重みづけが極端となり，非現実的なものとなるという欠点があります[17]。

7.5.E 傾向スコアを調整の目的に用いる場合の注意点

▶TIP
傾向スコアは，まずマッチングに用い，次に，一般化可能性を高めるために，層化分析や多変量解析の独立変数としての利用を検討する。

傾向スコアを用いる各手法には，それぞれ利点や欠点がありますが，現実には，そうした違いに対する理解が不十分なまま用いられることが少なくありません。マッチングが最もバイアスの少ない方法ですが，傾向スコアの使用をマッチングだけに限定するべきではなく，層化分析や多変量解析も試みる必要があります。なぜなら，マッチングには，対象者のロスに伴う一般化可能性の低下

---

[15] McNiel, D. E. and Binder, R. L. "Effectiveness of a mental health court in reducing criminal recidivism and violence." *Am. J. Psychiatry* **64** (2007): 1395–403.
[16] Lunceford, J. K. and Davidian, M. "Stratification and weighting via the propensity score in estimation of causal treatment effects: A comparative study." *Statist. Med.* **23** (2004): 2937–60.
[17] Rubin, D. N. "Using propensity scores to help design observational studies: Application to the tobacco litigation." *Health Serv. Outcomes Res. Methodol.* **2** (2001): 169–88.

7 研究群間のベースライン特性の違いの調整方法

という問題が伴うからです。

> 傾向スコアをどのように用いても，近い結果が得られるはずである。

　一般的には，どの方法を用いても，同じような結果が得られ，結果が一致すれば，結論の妥当性を高めることができます。仮に，結果が異なれば，マッチングに用いられた症例に偏りが生じている可能性が示唆されることになります。

7.6 操作変数法（インスツルメント変数法）とは何か？　群間のベースライン特性の違いの調整にどのように用いられるか？

> 操作変数（インスツルメント変数）を用いれば，未知もしくは未測定要因による交絡も調整することができる。

　操作変数法（インスツルメント変数法，道具的変数法）instrumental variable method は，社会的政策や経済的政策（例：雇用政策）の効果を評価するために，経済学分野でよく用いられている手法です[18]。多変量解析や傾向スコアでは，測定した交絡しか調整することができませんが，この方法を用いれば，未測定の要因による交絡も調整することができ，ランダム化に近い分析環境を期待することができます。

　経済学分野で操作変数法がよく用いられる理由は，社会全体に適用されランダム割り付けされることのない経済政策にとって，この方法は，その効果評価のための強力な分析ツールとなるからです。最近，経済政策分析と保健政策分析の類似性が認識されるようになり，保健医療分野でも，操作変数法への関心が高まりつつあります[19]。たとえば，健康保険が健康指標に与える効果の評価に，この方法を用いることができます。

定義と操作変数法による研究の例

> 操作変数（インスツルメント変数）とは，介入とは関連を有するが，（介入を通して以外は）アウトカムとは直接の関連を有しない変数のことを言う。

　操作変数法（インスツルメント変数法）を用いるためには，「介入への曝露の有無とは関連があるが，アウトカムとは，（介入を通して以外は）全く関連のない」変数（**図 7.3**）を探す必要があります。

　この方法で，なぜランダム化に近い分析環境を期待できるかを理解するために，70 歳以上の女性におけるマンモグラフィ（乳房撮影法）の効果を検討する

> 操作変数は，ランダム割り付けに近い分析環境を作り出す。

---

[18] Angrist, J. D., Imbens, G. W., and Rubin, D. B. "Identification of causal effects using instrumental variables." *J. Am. Stat. Assoc.* **91** (1996): 444–54; Newhouse, J. P. and McClellan, M. "Econometrics in outcomes research: The use of instrumental variables." *Annu. Rev. Public Health* **19** (1998): 17–34.

[19] 7.6 ～ 7.10 で操作変数（インスツルメント変数）について解説しますが，直感的に分かりにくい方法であることは否めません。また，ほとんどの研究者にとっては，なじみのない方法であり，恐らく将来も使うことはないでしょう。したがって，読むときは，細部にこだわらず，全体を読み通すようにしてください。さらに詳しく勉強したい人は下記の文献を参照してください。Hernan, M. A. and Robins, J. M. "Instruments for causal inference: An epidemiologist's dream?" *Epidemiology* **17** (2006): 360–72; Greenland, S. "An introduction to instrumental variables for epidemiologists." *Int. J. Epidemiol.* **29** (2000): 722–9.

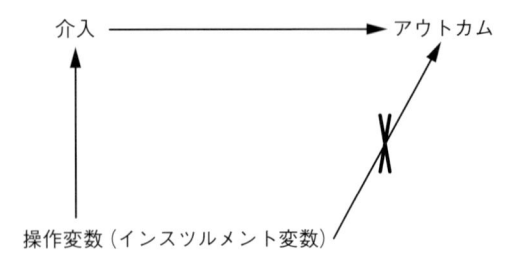

図 7.3 操作変数，介入，アウトカムの関係

研究を例にとってみましょう[20]。このような重要な問題は，ランダム化比較試験で検討されているはずだと思われるかも知れませんが，実際にはそうではなく，こうした高齢の女性は，ランダム化比較試験の対象から除外されるのが普通で，エビデンスはほとんど存在しません。

そこで，この研究では，この問題を観察研究を用いて検討することにしました。彼らは，Medicareの記録とがん登録をリンクさせ，乳がんと診断された女性を同定しました。その結果，**表 7.5** に示したように，マンモグラフィを受けた女性ほど，初期段階でがんが発見されていました。では，この結果から，マンモグラフィが高齢女性における乳がんの早期発見に有効であると結論できるのでしょうか？

これが，マンモグラフィ検査をランダムに割り付けた研究の結果であれば，そう結論できます。しかし，観察研究ではそう簡単にはいきません。**表 7.6** に示したように，マンモグラフィを受けた女性と受けていない女性の間には，ベースライン特性に大きな違いがあるからです。

この問題に対処するために，この研究では，女性の居住地域を操作変数とする操作変数法による分析が行われました。マンモグラフィの受検率には，地域

表 7.5 マンモグラフィによって乳がんの早期診断が可能か？

	マンモグラフィ非受検群	マンモグラフィ受検群
早期乳がん	59%	81%
進行乳がん	41%	19%
		$P=0.001$

Posner, M.A., et al. "Comparing standard regression, propensity score matching, and instrumental variables for determining the influence of mammography on stage of diagnosis." *Health Serv. Outcomes Res. Methodol.* **2** (2001): 279–90 のデータによる。

---

[20] Posner, M. A., Ash, A. S., Freund, K. M., Moskowitz, M. A., and Schwartz, M. "Comparing standard regression, propensity score matching, and instrumental variables for determining the influence of mammography on stage of diagnosis." *Health Serv. Outcomes Res. Methodol.* **2** (2001): 279–90.

7 研究群間のベースライン特性の違いの調整方法

表 7.6 乳がんを発症した女性におけるマンモグラフィ受検の有無別のベースライン特性の違い

	マンモグラフィ非受検群	マンモグラフィ受検群	P 値
診断時年齢	77	75	0.001
Charlson 併存疾患指数			
入院なし	27%	30%	
入院あり,併存疾患なし	48%	54%	
少なくとも 1 つの併存疾患あり	25%	16%	0.001
人種			
アフリカ系	6%	3%	
非アフリカ系	94.8%	97%	0.001
収入（ZIP Code Statistics の中央値）	42 030 ドル	41 137 ドル	0.061
1 次医療機関受診	5	11	0.001

Posner, M.A., et al. "Comparing standard regression, propensity score matching, and instrumental variables for determining the influence of mammography on stage of diagnosis." *Health Serv. Outcomes Res. Methodol.* **2** (2001): 279–90 のデータによる。

差のあることが知られていますが（例：シアトル 64%，コネチカット 50%，アトランタ 45%），早期がん患者の発生にこの 3 地域間で差があるとは考えにくかったため，この研究では，居住地域が操作変数として用いられたのです。

　居住地域を操作変数（インスツルメント変数）として用いることによって，この研究では，マンモグラフィ受検によって，乳がんが早期に見つかりやすいことが明らかとなりました。その結果を示したのが，**表 7.7** の右の列で，左の列には，通常の多変量解析の結果が示されています。

　操作変数を用いた分析の結果（オッズ比 = 3.01）と用いない分析の結果（2.97）には，ほとんど違いがなく，果たして，操作変数を用いた意味があったのかと不思議に思われる方もいることでしょう。しかし，前者の結果は，居住地域を操作変数に用いて，ランダム化に近い分析環境下で得られた結果で，未測定要因についても調整された可能性があることを思い出してください。多変量解析で調整可能なのは，一般には，「測定された」要因に限られますが，結果が両者で等しいということは，マンモグラフィと早期診断の関係は，未測定要因の交絡によるものとは考えにくいことを意味しています。

　次の節では，操作変数法の前提を解説し，次にその実施方法について論じます。

7.7 操作変数法には，どのような前提があるか？

　操作変数（インスツルメント変数）に用いる変数は，4 つの前提を満たす必要

表 7.7　マンモグラフィ受検の乳がん早期発見効果の推定

変数	多変量モデル	操作変数法
年齢		
67〜69歳	1.00 (ref)	1.00 (ref)
70〜74歳	0.92 (0.75, 1.13)	0.92 (0.75, 1.13)
75〜79歳	0.93 (0.75, 1.15)	0.93 (0.75, 1.16)
80〜84歳	0.83 (0.66, 1.05)	0.82 (0.63, 1.07)
85歳以上	1.02 (0.79, 1.32)	1.02 (0.70, 1.49)
アフリカ系	0.67 (0.50, 0.92)	0.70 (0.51, 0.98)
併存疾患		
入院なし	1.00 (ref)	1.00 (ref)
入院あり,併存疾患なし	0.54 (0.45, 0.63)	0.55 (0.47, 0.65)
入院あり,併存疾患あり	0.48 (0.40, 0.59)	0.50 (0.40, 0.62)
高収入	1.23 (1.08, 1.41)	1.22 (1.07, 1.41)
居住地域		
コネティカット	1.00 (ref)	—
シアトル	1.23 (1.06, 1.43)	—
アトランタ	1.17 (0.97, 1.41)	—
1次医療機関受診		
なし	1.00 (ref)	1.00 (ref)
1〜3	0.77 (0.62, 0.94)	0.76 (0.55, 1.04)
4〜12	0.97 (0.80, 1.17)	0.95 (0.58, 1.58)
13回以上	0.79 (0.64, 0.98)	0.80 (0.45, 1.45)
マンモグラフィの受検	2.97 (2.56, 3.45)	3.01 (1.09, 8.34)

Posner, M.A., et al. "Comparing standard regression, propensity score matching, and instrumental variables for determining the influence of mammography on stage of diagnosis." *Health Serv. Outcomes Res. Methodol.* **2** (2001): 279–90 のデータによる。

表 7.8　操作変数に関する前提

前提	評価法
操作変数は,介入とは関連するが,(介入を通して以外は)アウトカムとは直接の関連がない。	直接には検証不可能。理論的に考察する必要がある。
操作変数は,グループメンバーシップと強い関連がある。	介入への曝露を従属変数,操作変数と他の重要なベースライン特性を独立変数として多変量モデルを作成し,次に,そこから操作変数だけを除いて多変量モデルを作り,両モデルを比較する。
操作変数は,アウトカムと関連のあるベースライン特性とは関連を有しない。	アウトカムと関連のあることが知られているベースライン特性と操作変数との関連を検討する。
操作変数と介入曝露との関係は単調である。	直接検証することはできない。理論的に考察する必要がある。

があります。**表 7.8** は，それらの前提と，その評価法を示したものです。以下，各前提について，解説します。

7.7.A 前提 1：操作変数は，介入の有無とは関連があるが，アウトカムとは（介入を通して以外は）全く関連を有しない

> 操作変数が，介入とは関連を有するが，アウトカムとは直接の関連を有しないことを証明することはできない。

操作変数が，「介入への曝露の有無とは関連があるが，アウトカムとは（介入を通して以外は）全く関連がない」ことを証明することは不可能で，私たちにできるのは，理論的に「そう考えられる」変数を操作変数に選ぶことだけです。**表 7.9** は，どのような変数が操作変数に該当するかの目安として，これまでの研究で使われた操作変数の成功例を，介入の内容とアウトカム変数とともに示したものです。最初の事例は，**7.6** で論じた，高齢者におけるマンモグラフィの

表 7.9 介入とアウトカムの関係を推定するために用いられた操作変数の例

操作変数	介入	アウトカム
患者の居住地域[a]	マンモグラフィ	乳がんの進行度
患者の居住地域における当該手技（例：心臓カテーテル）の実施率[b]	心臓カテーテル	死亡率
患者の居住地域における単位人口当たりの専門医（循環器専門医）の数[c]	救急循環器外来	死亡率
医師の選好[d]	冠動脈バイパス術時のアプロチニンの使用	死亡率
専門病院（心臓カテーテルが実施可能）と患者の住居に最も近い病院との間の距離[e]	心臓カテーテル	死亡率
患者が居住する州の労働組合加入率，失業率，税率（3つの操作変数）[f]	健康保険	健康指標
患者が居住する州の Medicaid や AIDS Drug Assistance Program による給付範囲（6 変数）[g]	健康保険	死亡率

[a] Posner, M. A., Ash, A. S., Freund, K. M., Moskowitz, M. A., and Schwartz, M. "Comparing standard regression, propensity score matching, and instrumental variables for determining the influence of mammography on stage of diagnosis." *Health Serv.Outcomes Res. Methodol.* **2** (2001): 279–90.

[b] Stukel, T. A., Fisher, E. S., Wennberg, D. E., Alter, D. A., Gottlieb, D. J., and Vermeulen, M. J. "Analysis of observational studies in the presence of treatment selection bias: Effects of invasive cardiac management on AMI survival using propensity score and instrumental variable methods." *JAMA* **297** (2007): 278–85.

[c] Landrum, M. B. and Ayanian, J. Z. "Causal effect of ambulatory specialty care on mortality following myocardial infarction: A comparison of propensity score and instrumental variable analyses." *Health Serv. Outcomes Res. Methodol.* **2** (2001): 221–45.

[d] Schneeweiss, S., Seeger, J. D., Landon, J., and Walker, A. M. "Aprotinin during coronary-artery bypass grafting and risk of death." *N. Engl. J. Med.* **358** (2008): 771–83.

[e] McCellan, M., McNeil, B. J., Newhouse, J. P. "Does more intensive treatment of acute myocardial infarction in the elderly reduce mortality: Analysis using instrumental variables." *JAMA* **272** (1994): 859–66.

[f] Dor, A., Sudan, J., and Baker, D. W. "The effect of private insurance on the health of older, working age adults: Evidence from the health and retirement study." *Health Serv. Res.* **41** (2006): 759–787.

[g] Goldman, D. P., Bhattacharya, J., McCaffrey, D. F., et al. "Effect of insurance on mortality in an HIV-positive population in care." *J. Am. Stat. Assoc.* **96** (2001): 883–94.

効果に関する研究です。**表7.9**にあげた操作変数（地域，サービスの利用頻度，医療機関当たりの専門医の数，医師の選好，公的給付）に共通するのは，これらの変数が，介入への曝露とは関連があっても，アウトカムと関連があるとは「考えられない」ことです。

これらの操作変数の中には，汎用性が高く，様々なアウトカムに利用可能なものがあることに注意してください。たとえば，専門病院までの距離，地域人口当たりの専門医の数，医師の選好は，様々なヘルスアウトカムに応用できる可能性があります。同じように，地域の経済状態もヘルスサービスに対する操作変数として使える可能性があります。なぜなら，地域によって，サービスの利用のされ方は異なり，かつそれは，必ずしも，その地域の患者の特性の違いによるものではないからです。

前述したように，その操作変数が，「介入への曝露の有無とは関連があるが，アウトカムとは（介入を通して以外は）全く関連がない」ことを証明することはできませんが，その前提が成立していないことを検証することはできます。特に，その変数が，介入とアウトカムの両方に関連している場合には，前提が守られていないことになります。たとえば，居住地域という変数が，健康状態と関連があり（例：地域内に運動施設が整備され，健康な人が多く住むようになっている場合），それを介して，介入への曝露と死亡の両方に関連を有する場合には，その変数を操作変数として用いることはできません[21]。（この問題は，**7.7.C**で論じる前提と密接に関係してます。）

7.7.B 前提2：操作変数が，介入と強く関連している

> 操作変数と介入曝露との関連は強いほどよい。

> 操作変数が強力なほど，介入曝露の推定がより確かなものとなる。

操作変数（インスツルメント変数）は，介入との関連が強いほど，より強力なツールとなります。それは，操作変数と介入との関連が強いほど，操作変数による介入の推定がより確かなものとなるからです。

操作変数と介入との関連の強さを検討するには，まず，介入を表わす変数（例：**7.6**で挙げた事例では，マンモグラフィが相当）を従属変数，操作変数（例：居住地域）と，その他の交絡する可能性のある要因（例：年齢，合併症）を独立変数とする多変量解析を行い，次に，そこから操作変数のみを除外して多変量解析を行い2つの多変量解析の結果を比較して，操作変数と介入を表す変数との関連の強さを推定するという手続きを取ります。多変量モデルとしては，介入を表わす変数が2区分変数の場合（例：マンモグラフィを受けるかどうか）には，多重ロジスティック回帰分析が，介入を表わす変数が間隔変数の場合（例：受検回数）には，多重線形回帰分析が用いられます。

> 操作変数のある多変量モデルとないモデルを比較する場合，自由度で割ったカイ2乗値，あるいはF値が，それぞれ少なくとも20以上あるいは10以上でなければならない。

そして，操作変数と介入との関連の強さの判定は，多重ロジスティック回帰分析を用いた比較の場合には，自由度で割ったカイ2乗値の値が少なくとも20

---

[21] Newhouse, J. P. and McClellan, M. "Econometrics in outcomes research: The use of instrumental variables." *Annu. Rev. Public Health* **19** (1998): 17–34.

7 研究群間のベースライン特性の違いの調整方法

以上であること，多重線形回帰分析を用いた比較の場合には，F 値が少なくとも 10 以上であることが目安となります[22]。

マンモグラフィとがんの早期発見に関する研究では，カイ 2 乗値は 53 で自由度は 2 であったため，割った値は 26.5 と目安値の 20 を超えていました。

7.7.C 前提 3：アウトカムと関連のあるベースライン変数と操作変数に関連がない

> 操作変数と，アウトカムと関連のあるベースライン変数との間に関連があってはならない。

操作変数は，アウトカムと関連のあるベースライン変数とも関連がないものでなければなりません。それは，操作変数法の目的が，ランダム割り付けに近い分析環境を作りだすことにあるからです。4.2 で論じたように，ランダム割り付けの利点は，研究群間のベースライン特性をほぼ等しくできること，言い換えれば，グループ割り付け（介入）とベースライン特性の間の関連をほぼ排除できることにあります。同じことが，操作変数にも求められるということです。

アウトカムと関連のあるベースライン変数と操作変数と間の関連は，2 変量解析を用いて検証します。操作変数が 2 区分変数あるいはカテゴリー変数（例：居住地域）の場合は，単にカテゴリー間を比較すれば済みます。操作変数が連続変数の場合には，操作変数をカテゴリー区分し，アウトカムと関連のあるベースライン特性との間に関連がないかどうかを検討します。

たとえば，**7.5.A** で，心筋梗塞の既往のある患者における心臓カテーテル（以下，心カテ）の効果の評価に傾向スコアを用いた Stukel らの研究を紹介しましたが，この研究では，操作変数も用いられています。彼らが操作変数としたのは，地域における心カテの実施率で，米国では，その使用率に，大きな地域差（29％〜82.3％）が存在していました。しかし，それを操作変数として用いるには，その変数が，上述の前提の 1 つ，つまり，その変数とアウトカムの間に関連がないという前提を満たさなくてはなりません。

それを検討するために，この研究では，**表 7.10** に示したように，操作変数に用いた地域ごとの心カテ実施率によって，対象者を人数の等しい 5 つのカテゴリーに区分しました。第 1 区分と第 5 区分に属する対象者における心カテ実施率は，それぞれ 42.8％，65.0％で，地域全体の心カテ実施率との間に，強い関連が存在しています。しかし，ベースライン特性を見ると，等しいとまでは言えないまでも，5 区分間で，比較的近い値であることが分かります。

アウトカムと関連のある他の変数と操作変数との間に関連があっても，操作変数による分析を行えないわけではありません。ただし，その場合は，それらの変数（＝アウトカムと関連する他の変数）も多変量解析に投入して，調整しなければなりません。これは，ランダム化比較試験において，たまたまベースラ

---

[22] Staiger, D. and Stock, J. H. "Instrumental variables regression with weak instruments." *Econometrica* **63** (1997): 557–86; Posner, M. A., Ash, A. S., Freund, K. M., Moskowitz, M. A., and Schwartz, M. "Comparing standard regression, propensity score matching, and instrumental variables for determining the influence of mammography on stage of diagnosis." *Health Serv. Outcomes Res. Methodol.* **2** (2001): 279–90.

表 7.10 地域の心臓カテーテル施行率の 5 分位区分別のベースライン特性の比較

	地域の心臓カテーテル施行率の 5 分位区分（%）				
	1 (29.2～48.1)	2 (48.2～53.0)	3 (53.1～56.3)	4 (56.4～60.2)	5 (60.3～82.3)
患者数	24 872	24 184	24 718	24 063	24 287
心臓カテーテル施行率	42.8	50.6	54.7	58.0	65.0
急性心筋梗塞の重症度	26.1	26.0	25.5	25.3	24.6
属性					
年齢，歳					
65～74	53.3	54.4	54.6	55.6	55.6
75～84	46.7	45.6	45.4	44.4	44.4
男性	53.7	54.2	55.0	55.6	56.4
アフリカ系	4.1	8.1	6.3	5.5	5.4
社会保障給付＞2600 ドル	30.4	28.2	33.4	27.9	29.1
併存疾患					
狭心症の既往	50.1	48.3	47.8	47.6	44.0
心筋梗塞の既往	30.1	29.8	29.2	28.7	26.9
血管再建術の既往	16.5	18.6	20.8	20.2	22.1
うっ血性心不全	18.4	18.0	17.3	16.9	15.1
糖尿病	32.9	32.5	32.3	31.3	30.0
末梢血管疾患	10.5	10.9	11.0	10.4	10.0
慢性閉塞性肺疾患	21.1	20.2	20.3	20.3	20.7
喫煙習慣	16.7	16.7	17.0	18.0	17.9
急性心筋梗塞の臨床所見					
非 ST 上昇型急性心筋梗塞	40.4	41.2	40.5	39.3	39.0
ショック症状	1.6	1.6	1.6	1.7	1.7
低血圧	2.8	2.9	2.6	2.8	2.7
心肺蘇生法実施の有無	1.6	1.7	1.7	1.8	1.7
最大血中クレアチンキナーゼ 　（CK）濃度＞1000 U/L	30.3	30.5	30.4	31.7	32.6

Stukel, T.A., et al. "Analysis of observational studies in the presence of treatment selection bias: Effects of invasive cardiac management on AMI survival using propensity score and instrumental variable methods." *JAMA* **297** (2007): 278–85 のデータによる。

▶TIP
操作変数と，アウトカムと関連のないベースライン変数との間に関連があってもかまわない。

イン特性に群間差が生じてしまった場合に行われる対処法に相当します。
　しかし，アウトカムと関連するベースライン変数と操作変数との関連が余りにも強い場合には，そもそもその操作変数によって，ランダム化に近い分析環境が作り出せているのかどうかが問題となります。これを，またランダム化比較試験に例えて言えば，ランダム割り付けをしても，偶然によって，運悪く，ベースライン特性に群間の違いが生じることがありますが，違いが余りに大きい場合には，そもそもランダム化の手順自体に問題があった可能性も考えねばならないということです。

操作変数とあるベースライン特性に関連があっても，そのベースライン特性とアウトカムに関連がないこともあります。たとえば，操作変数が人口当たりの専門医数で，アウトカムを死亡とした場合，操作変数と「地域の都会度」との間に関連があることが想定できますが，都会度と死亡の間には恐らく関連はないと思われます。したがって，これは操作変数法上は，問題とはなりません。

7.7.D 前提4：操作変数と介入との関係は，単調 monotonic である

この前提は，難しそうに響きますが，その意味するところは，操作変数の値の大小関係と介入を受ける可能性の大小関係は逆転することはない，言い換えれば，操作変数の値が大きい人と小さい人がいる場合，値の小さい人の方が介入を受けやすいという逆転した関係は存在しないということです[23]（訳注：$x<y$ ならば，$f(x) \leqq f(y)$ ということ）。この関係は，検証することはできませんが，理論的にはそれが成立していなければなりません。

7.8 操作変数法はどのように実施するか？

操作変数法（インスツルメント変数法）の実施の最初のステップは，操作変数が，2つの前提，つまり，(1) 操作変数と介入曝露の有無の間に強い関連があること (**7.7.B**)，(2) アウトカムと関連するベースライン特性と操作変数の間に関連がないこと (**7.7.C**) を満たしているかどうかを検証することです。他の2つの前提 (**7.7.A**, **7.7.D**) は証明することはできませんが，理論的にその前提が満たされているかどうかを考察しなければなりません。

操作変数がこれらの4つの前提を満たすことに確信が持てたら，いよいよ分析に入ります。傾向スコアの場合と同じように，操作変数法にも2つのステップがあります。第1のステップでは，操作変数を他の変数とともに多変量モデルに投入して，個々の対象者について，「介入群に属する確率」を計算します。そして，第2ステップでは，もともとの研究群を表す変数（例：介入群＝1，コントロール群＝0）の代わりに，計算した「介入群に属する確率」を代入して，介入がアウトカムに与える効果を，多変量解析で分析します。

表7.7 を見てください。これは，マンモグラフィが乳がん診断に与える影響に関する推定値の信頼区間を示したものですが，操作変数を用いた場合の方が，通常の多変量解析を用いた場合よりも，信頼区間がかなり大きいことが分かります。これは，操作変数法では，もともとの研究群を表す変数の代わりに，推定値である「介入群に属する確率」を変数として用いたため，分析の定度（精

---

[23] Angrist, J. D., Imbens, G. W., and Rubin, D. B. "Identification of causal effects using instrumental variables." *J. Am. Stat. Assoc.* **91** (1996): 444–54.

度）precision が低下した（標準誤差が大きくなった）からです[24]。

また、第2ステップの多変量モデルには、操作変数自体は投入されていないことに注意してください。これは、操作変数は、「介入とは関連するが、アウトカムとは関連を有しない」ことが前提となっているため、ベースラインの調整に用いる必要がないからです。

7.9 操作変数法の限界は何か？

> 操作変数を用いて、介入群への割り付けが推定された人々のことを、限界集団と言う。

操作変数法（インスツルメント変数法）の最大の問題の1つは、**表7.8** に掲げた条件を満たす変数を同定できるかどうかにあります。そして、それ以上に問題となるのが、操作変数法を用いて得られた結果は、操作変数を用いて、介入群への割り付けが推定された人々にしか適用することができないということです[25]。こうした人々のことを、「限界集団 marginal population」と呼びます。

> 操作変数法は、介入の集団レベルの効果評価には使えるが、個人レベルの効果評価には使えない。

マンモグラフィの研究を例に取れば、その研究結果は、マンモグラフィの受検率が高い地域に住むことによって、その受検行動が影響を受ける可能性のある女性の集団にのみ適用可能だということです。言い換えれば、その結果は、地域にかかわらず、マンモグラフィを全く受けたことがない女性や常に受けている女性には、適用できないということになります。このため、操作変数法は、ある特定の個人における介入の効果の予測に用いることはできません。

> 局所平均処置効果（LATE）とは、操作変数によって、介入を受けていると推定された人々（限界集団）における、介入の平均効果を意味する。

生存率を比較する研究の場合には、限界集団における生存率の違いのことを、局所平均処置効果 local average treatment effect（LATE）と呼びます[26]。これは、「操作変数によって、介入を受けていると推定された人々」における、介入の平均効果を意味します。たとえば、**7.5** で引用した、心カテの死亡に及ぼす影響に関する研究では、心カテによって、死亡率が16％減少することが示唆されています（調整オッズ比＝0.84、95％信頼区間0.79〜0.90）。これは、「操作変数（＝居住地域の心カテ施行率）によって心カテ群への割り付けが推定された人々」における、介入の平均効果を意味するものです。

では、操作変数は、どの程度ランダム化に近い分析環境を作り出すことができるのでしょうか？　その答えは、操作変数が、「介入への曝露の有無とは関連があるが、（介入を通して以外は）アウトカムとは関連がない」という前提をどの程度満たすかによります。ランダム割り付けの場合は、ランダム化が全くバイアスなく実施されれば、割り付け変数（例：介入群＝1、非介入群＝0）とア

---

[24] Fortney, J. C., Steffick, D. E., Burgess, J. F., Maciejewski, M. L., and Petersen, L. A. "Are primary care services a substitute or complement for specialty and inpatient services?" *Health Serv. Res.* **40** (2005): 1422–42.

[25] Harris, K. M. and Remler, D. K. "Who is the marginal patient? Understanding instrumental variables estimates of treatment effects." *Health Serv. Res.* **33** (1998): 1337–60.

[26] Imbens, G. W. and Angrist, J. D. "Identification and estimation of local average treatment effects." *Econometrica* **62** (1994): 467–75.

ウトカムの関連を完全に排除できます。しかし，操作変数の場合は，そうではありません。研究は，後ろ向き retrospective に行われる（＝既存のデータを用いて行われる）ため，アウトカムが何かは予め分かってしまっているからです。

さらには，操作変数が「介入への曝露の有無とは関連があるが，アウトカムとは関連がない」という前提を満たすことを，頭から確信もできず，さらに困ったことには，それを検証することもできません。しかし，それでも，操作変数は，観察研究において，未測定の要因を調整する唯一の方法であり，重要な分析ツールなのです。

7.10 通常の多変量解析，傾向スコア法，操作変数法の結果をどのように比較するか？

通常の多変量解析，傾向スコア法を用いた多変量解析，操作変数法（インスツルメント変数法）の結果を比較した研究がいくつか発表されています。たとえば，**7.6** で論じたマンモグラフィと乳がん早期発見との関連に関する研究では，傾向スコア法と操作変数法が用いられ，ほぼ同じ結果が得られています（**表 7.7**）。

これに対し，**7.7.C** で論じた心カテと死亡に関する研究では，3 つの方法による解析（普通の多変量解析，傾向スコアでマッチングした分析，操作変数法）が実施され，前 2 者で得られた関連は，操作変数法で得られた関連よりもはるかに強かったことが示されました。その理由を，研究者たちは，操作変数法の方がバイアスが少なかったためだと論じていますが，それについては，多くの反論があります[27]。もちろん私も，操作変数法は，観察研究において未測定の要因の調整を可能とする唯一の重要な方法であることに異論はありませんが，操作変数法の方が他の方法よりもバイアスが少ないと結論するのは，時期尚早と思われます。

したがって，現時点では，できるだけ複数の方法を用いるのが賢明です。用いた方法間で結果が一致すれば，結論に対する確信が強まり，逆に，結果の違いが生じれば，どちらが優れているという議論をするよりは，相違が生じた原因について考察することが大切です。

また，操作変数法や傾向スコア，特に前者は，概念的に難しく，多くの読者はその理解に困難を感じられたことと思います。このため，一般の多変量解析で十分に目的を達する場合には，あえて，わざわざ難しい方法を用いる必要はないというのが私の考えです。

> 用いた方法によって結果が異なる場合は，どの方法が優れているかではなく，相違が生じた原因について考察することが大切である。

---

[27] D'Agostino, R. B. Jr. and D'Agostino, R.B. Sr. "Estimating treatment effects using observational data." *JAMA* **297** (2007): 314–16; D'Agostino, R. B. Jr. and D'Agostino, R. B. Sr. "Using observational data to estimate treatment effects – Reply." *JAMA* **297** (2007): 2079.

7.11 感度分析とは何か？

> 感度分析とは、一部の変数の値を人為的に動かして、それが結果にどのような影響を与えるかを見る操作のことを言う。

感度分析 sensitivity analysis とは、一部の変数の値を人為的に動かして、それが結果にどのような影響を与えるかを見る操作の総称です。

本章では、ある特殊なタイプの感度分析、つまり、未測定の要因が、どの程度結果に交絡している可能性があるかを検討する感度分析について解説します。

たとえば、仮に、20％の対象者にある未測定の交絡要因が存在し、それが、相関係数 0.30 で介入と関連していたとしましょう。この交絡要因は、果たして、どれほどの影響を結果に与えるでしょうか？ あまり大きな影響がないというのが答えであれば、結果が未測定の交絡要因によるバイアスを受けている可能性があります。なぜなら、弱い交絡要因を見逃している可能性があるからです。

> 弱い交絡要因は見逃しやすい。

逆に、非常に大きな影響があるというのが答えであれば、そのような交絡要因の混入に、研究者が気が付かないという可能性は低いと考えられます。

たとえば、私の属するサンフランシスコ市健康局では、住宅支援プログラムと AIDS 登録をマッチングして、住宅提供を受けた 70 人と、受けていない 606 人を抽出し、ホームレス AIDS 患者に対する住宅提供の死亡に及ぼす効果を検討する観察研究を実施しました[28]。住宅の提供が、死亡率の低下と関連しているかどうかを検討するために、年齢、民族、診断時の CD4 数、リスク行動のタイプを独立変数とする比例ハザードモデルによる解析を実施しました。その結果、住宅の提供を受けている AIDS 患者では、そうでない患者よりも、死亡率が 80％ も少ないことが明らかとなりました（ハザード比＝0.20、95％信頼区間 0.05〜0.81）。

多くの変数で調整しましたが、それでも、この結果に、未測定の要因が交絡している可能性があります。操作変数に適した変数が存在しなかったため、感度分析を行ったところ、この研究の結果がある交絡要因によるものであるためには、その要因の存在率 prevalence は 70％、住居提供を受けていないこととの関連は 0.5 で、かつ、住居が提供された場合の死亡率を少なくとも 9 倍高める効果を持つものでなければならないことが分かりました。これは、あり得ないことではありませんが、それほど強力な交絡要因で、この分野の研究者に知られていない要因が存在するとは考えにくく、存在率や相関がより小さい要因の交絡はさらに考えにくいと思われました[29]。

---

[28] Schwarcz, S. K., Hsu, L. C., Vittinghoff, E., Vu, A., Bamberger, J. D., and Katz, M. H. "Impact of housing on the survival of persons with AIDS." *BMC Public Health* **9** (2009): 220.
[29] この論文の付録には、交絡要因の存在率と介入との相関の様々な値の組み合わせ（シナリオ）によって、介入効果がどの程度変化するかについての計算式が示されています。こうしたシナリオに基く検討によって、結果が、何らかの交絡要因による可能性を検討することができます。

8 時系列分析

8.1 時系列分析を用いて，介入の効果を評価するにはどうすればよいか？

> 時系列分析は，経時的に反復測定されたアウトカムの傾向の分析に用いる。

> 分割時系列分析は，アウトカムが介入を挟んで反復測定される場合に，介入の効果を分析する方法である。

> 分割時系列分析とは，「介入前後比較デザイン」の1種で，介入前後に多数の測定を伴うものを言う。

ある種の介入については，アウトカムの変化を経時的に観察することが，効果を判定する上で最良の方法である場合があります。たとえば，介入が，ある都市の3年間の出生数，死亡数，感染者数，交通事故に及ぼす効果を知りたいことがあります。そうした経時的な傾向を評価するための方法を，一般に，時系列分析 time series analysis と言い，その中でも，「介入後」の経時的なアウトカムの変化を分析する方法を，分割時系列分析 interrupted time series analysis と言います[1]。

分割時系列分析という名称は，難しそうに聞こえますが，これは，介入前後比較デザイン pre-intervention versus post-intervention design (**1.2A**) の1種で，単に介入前後の観測点が多いというだけです。ここで，「分割 interruption」は，「介入 intervention」の意味で使われています。多数の測定を行うと，そこに，あるパターンが現れることがありますが，この分析はそのパターンに注目するもので，もし変化が，介入直後に生じた場合には，介入の効果が示唆されることになります。

分割時系列分析は，非ランダム化介入研究で最もよく用いられ，特に，行政データ（例：出生登録，死亡登録，事故登録）の分析によく用いられていますが，ランダム化研究にも用いることができます。

> 時系列分析を行うためには，データの測定間隔は等しくなければならない。

時系列分析を行うためには，データは時間区分当たりで表現されなければな

---

[1] 分割時系列分析については，次の文献を参照してください。Shadish, W. R., Cook, T. D., and Campbell, D. T. *Experimental and Quasi-experimental Designs for Generalized Causal Inference.* Boston: Houghton Mifflin, 2002: pp. 171–206.

らず（例：出生数/日，事故数/週，感染件数/月），また，時間間隔は等しくなければなりません。観察される対象は，集団（ある国における月当たりの出生数）の場合も，個人（例：1日当たりに個人が痛みを感じる回数）の場合もあります。

アウトカムとしては，計数データだけではなく，時間経過に沿った測定が可能な限り，平均値（例：個人あたりの月間処方箋発行数）や割合（例：HIVリスク低減のためのカウンセリングを受けた人の年間割合）も用いることができます。

> 時系列分析には，計数データだけではなく，平均値や割合も用いることができる。

介入と関連があるように見えるアウトカムの経時的変化が，本当に介入によるものかどうかを判定するためには，コントロール群を設けて，介入なしに，同じ期間，同じ方法で観察を続けることが望まれます。コントロール群を設けた分割時系列分析は，同時コントロール群付き分割時系列分析 pre-intervention versus post-intervention with concurrent control（**1.2.B**）と呼ばれ，より優れた研究デザインとなります。

コントロール群の有無にかかわらず，介入後に生じた変化が，偶然でも生じ得るものよりも大きいかどうかを検定する必要があり，その手法を，区分（あるいは分割）回帰分析 segmental regression analysis と言います。

> 介入後に生じた変化が，偶然から期待される変化より大きいかどうかを検定する手法を，区分（分割）回帰分析という。

時系列分析，分割時系列分析，区分回帰分析，コントロール群の設定の概念を理解するために，サンフランシスコ市で行われたHIV検査プログラムの評価を例にとってみましょう[2]。サンフランシスコ市公衆衛生局は，以前は，医療施設で行われるHIV検査については，書面による同意を義務付けていましたが，2006年の5月から，口頭での同意を認めるように，方針を変更しました。これは，書面による同意は，検査促進の阻害要因になると考えられたからです。この方針変更は，サンフランシスコ市の公共の保健医療施設に限定して適用されました。

図 8.1 は，時系列データをグラフ表示したものです。個々の点は，公共保健医療施設で検査を受けた人々の数で，中央の縦線は，新しい方針が導入された時点を示しています。

一見して分かるように，2004〜2006年にかけて，検査件数は，徐々に増加傾向にありましたが，新しい方針が導入された時点，つまり，2006年の5月から，検査数の増加が加速しているのが分かります。

これは，**図 8.2** を見ればもっとよく分かります。これは，**図 8.1** に区分別の回帰直線を加えたものです。これらの直線を見ると，2006年に新しい方針が導入された直後から，検査数が大きく増加していることがはっきりと分かります。上のラインの角度と，下のラインの角度を比較すれば，方針変更後に，生じた変化の大きさを評価することができます。

---

[2] Zetola, N. M., Grijalva, C. G., Gertler, S., et al. "Simplifying consent for HIV testing is associated with an increase in HIV testing and case detection in highest risk groups, San Francisco January 2003–2007." *PloS One* **3** (2008): e2591. 本書で紹介した分析例は，出版された論文には記載されておらず，主著者の好意で提供されたものです。

8 時系列分析

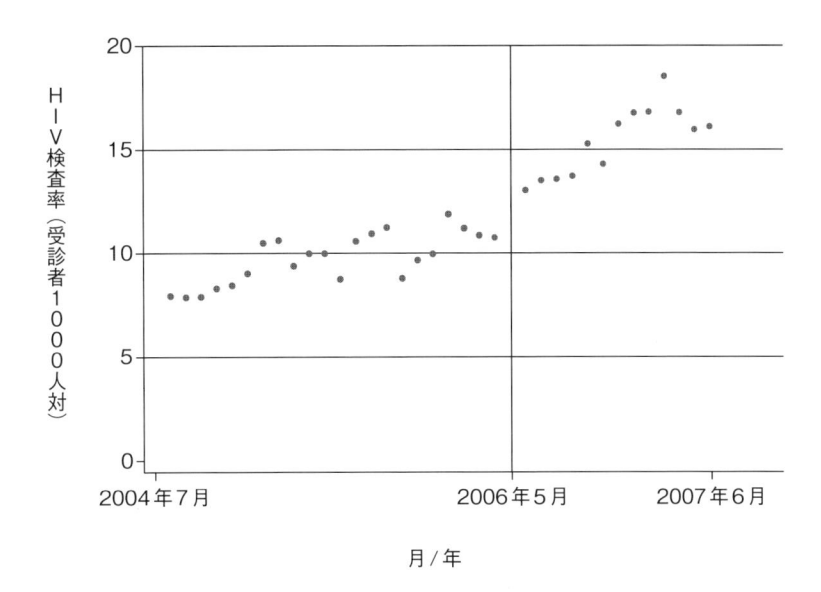

図8.1 サンフランシスコ市の公的医療機関における月別HIV検査数：2006年5月のHIV検査方針変更後の変化。

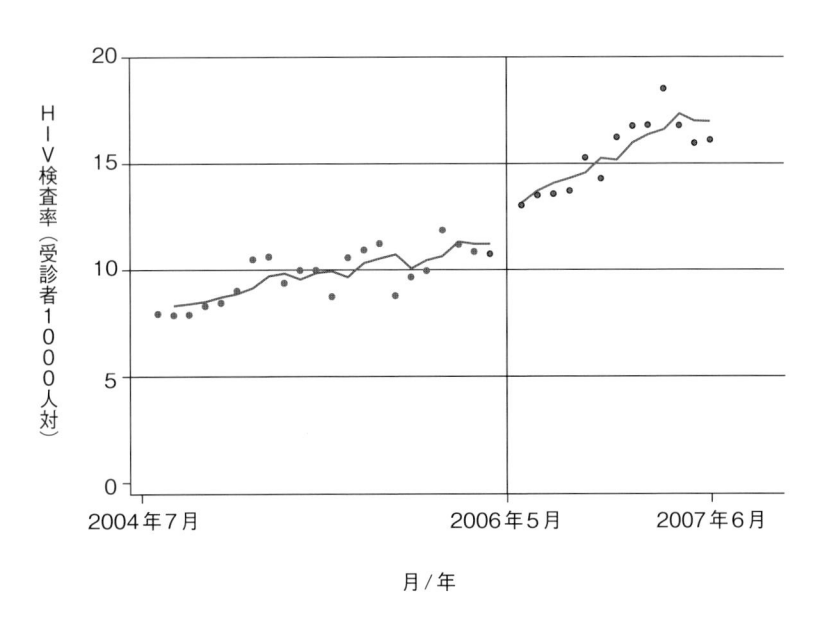

図8.2 サンフランシスコ市の公的医療機関における月別HIV検査数と区分回帰直線。

> 区分回帰分析の各区分の直線は，レベルと傾きで定義される。

　図8.2の各ラインは，いずれも2つのパラメータで定義できることに注意してください。つまり，レベル（直線の開始点）と傾きslopeです。分割時系列分析を行うには，介入時点から効果が現れるまでの移行期，つまり遅延時間lag timeを想定しておかねばなりません。この新しいHIV検査プログラム分析では，新しい方針がルーチンに実施されるようになるまでは，1カ月かかる，すなわち，

2006年5月を移行期とみなし，その間のデータは分析から除外されています。

この分析では，さらに，介入前と介入後の直線のレベルと傾きが変化したかどうかを統計学的に評価するために，区分回帰分析を行い[3]，レベルと傾きがいずれも統計学的に有意に増加していることが確かめられています。

レベルと傾きの変化の統計学的有意性を検定する以外に，区分回帰分析は，同じ研究期間中に変化した他の要因，たとえば，季節変化（ただし，季節変化について2年以上のデータがある場合）や対象集団内での自然変化（例：ホームレスの人々における検査数増加）を調整する目的に用いることもできます。

HIV検査プログラムの例では，私たちは，年齢，人種，言語，性別，ホームレス状態の有無，加入している健康保険，受診した保健医療施設のタイプで調整しました。これらの項目をモデルに取り込んで分析した結果，介入後の月平均HIV検査数は，介入がない場合に想定される月平均HIV検査数よりも，4.38件増加したことが分かりました（$P<0.001$）。

時系列データの重要な側面は，それぞれの測定に伴う誤差は，独立ではないことです。事実，連続的な観察の誤差はお互いに関連している可能性があり，この非独立性を考慮するために，特殊な統計学的方法が必要となります。そうしなければ，標準誤差が過小評価，それゆえ，統計学的有意性が過大評価されてしまうことになるからです。こうした特性を持つ時系列データの分析に用いられるのが，自己回帰和分移動平均モデル autoregressive integrative moving average（ARIMA）で，ある時点までに得られた値からその後の値を推定する方法です。誤差を適切にモデル化することにより，介入の効果をより適切に評価することができます[4]。

区分回帰分析を用いれば，他の要因による変化や集団内での自然変化を調整することができますが，HIV検査の例では，それでもある疑問が残ります。それは，HIV検査数の変化は，ほぼ同時期に作用した，何らかの未測定の要因によるものではないかという疑問です。たとえば，サンフランシスコ市のすべての医療機関でHIV検査を増加させるような何らかの要因が作用した可能性はないか（例：テレビ広告の影響），公共の保健医療施設において，HIV検査を含むあらゆる検査の受検率を高めるような何らかの要因が作用した可能性はないかといったことです。これらの可能性を検討するために，この研究では，2つのコントロールが設けられました。1つは，HIV検査方針を変更しなかった大学病院におけるHIV検査の動向（**図8.3**），1つは，公的保険医療施設におけるヘマト

---

[3] 区分回帰分析は，簡単な方法ではありませんが，詳しく勉強したい人は次の論文を参照してください。Wagner, A. K., Soumerai, S. B., Zhang, F., and Ross-Degnan, D. "Segmented regression analysis of interrupted time series studies in medication use research." *J. Clin. Pharm. Ther.* **27** (2000): 299–309.

[4] 自己回帰和分移動平均モデル（ARIMA）については下記の文献を参照してください。Hartmann, D. P., Gottman, J. M., Jones, R. R., et al. "Interrupted timeseries analysis and its application to behavioral data." *J. Applied Behav. Anal.* **13** (1980): 543–59; Garson, C.D. *Time Series Analysis*, 2008. http://faculty.chass.ncsu.edu/garson/PA765/time.htm; Cochrane Effective Practice and Organisation of Care Group. "EPOC methods paper: Including interrupted time series (ITS) designs in a EPOC review." 1998. http://epoc.cochrane.org/Files/Website/Reviewer%20Resources/inttime.pdf.

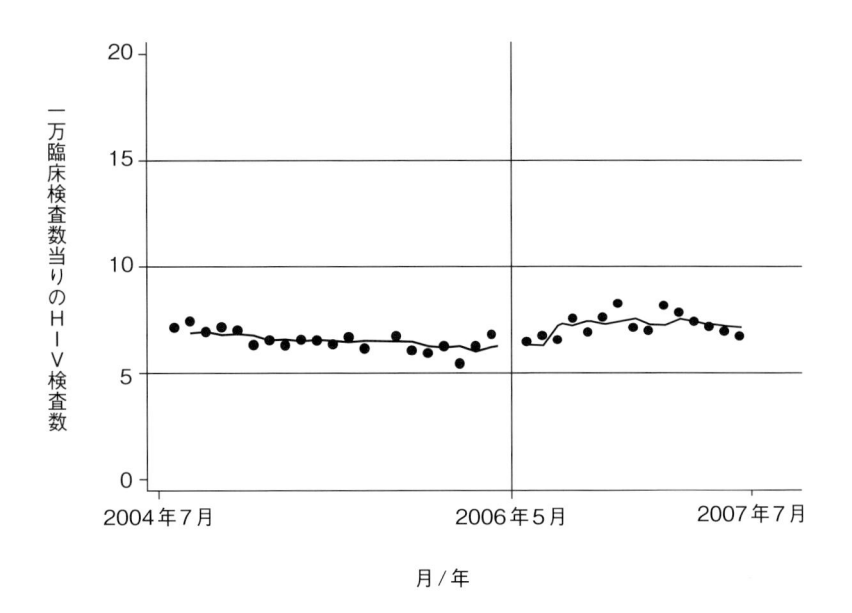

図 8.3 HIV 検査方針の変更がなかったサンフランシスコ市の大学病院における HIV 検査数の推移。

クリット検査の動向です（**図 8.4**）。区分回帰分析の結果，これらの検査には，2006 年 5 月の前後に統計学的に有意な変化は認められませんでした。

区分回帰分析は，強力な統計学的ツールですが，非ランダム化研究のデータ

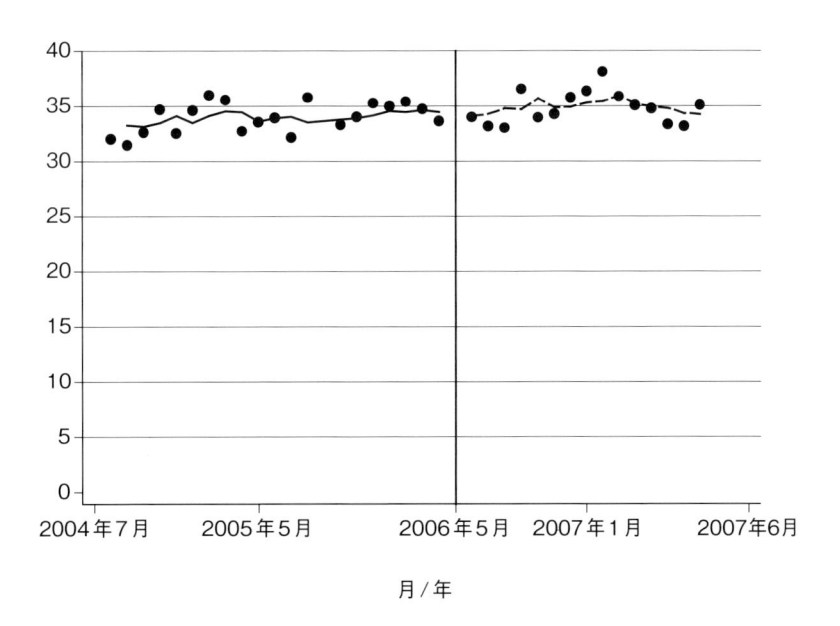

図 8.4 サンフランシスコ市の公的医療機関における月別ヘマトクリット検査数の推移。

に用いる場合には，観察研究としてのあらゆる限界が伴い，未測定の要因による交絡の可能性を否定することはできません。サンフランシスコ市の公共施設におけるHIV検査の増加についても，何らかの未測定の要因による交絡を完全に否定できたわけではありません。

それにもかかわらず，この研究の影響は大きく，カリフォルニア州のHIV検査方針を変更する条例案が提出されたときは，この結果が根拠となりました。条例は可決され，2008年初めから，カリフォルニア州では，HIV検査は，他の医学検査と同じオプトアウト方式opt-out，つまり，医師からHIV検査の実施を告げられた患者が，検査を受けたくないという意思表示をしない限り，検査が実施されるという方式に変更されています。

8.2 分割時系列分析を行うためには，何回測定を実施すればよいか？

▶TIP
分割時系列分析では，介入前に少なくとも20時点の測定が必要である。

この質問に対する一般的な回答は簡単ですが，具体的には簡単ではありません。つまり，一般的には，測定点が多いほどよいということになりますが，具体的回数については統一した見解はなく，少なくとも100測定は必要だと言われた時期もありましたが[5]，実際にはもっと少ない測定数の論文が数多く発表されています。ARIMAによるモデルの妥当性を担保するには，介入前に，少なくとも20の測定点が必要とされています[6]。それは，介入後の変化が介入によるものかどうかを評価するためには，しっかりとしたベースラインが必要だからです。

介入後にも，多くの測定点があれば，安定した分析ができますが，介入によっては，効果が持続するとは限らず，次第に効果が薄れていくことがあるので注意が必要です。

8.1のHIV検査の事例では，介入前に22時点，介入後に13時点で測定が行われています。

---

[5] Shadish, W. R., Cook, T. D., and Campbell, D. T. *Experimental and Quasi-Experimental Designs for Generalized Causal Inference.* Boston: Houghton Mifflin, 2002: p. 174.

[6] Cochrane Effective Practice and Organisation of Care Group. "EPOC methods paper: Including interrupted time series (ITS) designs in a EPOC review." 1998. http://epoc.cochrane.org/Files/Website/Reviewer%20Resources/inttime.pdf; England, E. "How interrupted time series analysis can evaluate guideline implementation." *Pharm. J.* **275** (2005): 344–7; Hartmann, D. P., Gottman, J. M., Jones, R. R., et al. "Interrupted times-series analysis and its application to behavioral data." *J. Applied Behav. Anal.* **13** (1980): 543–59.

9 その他の特別な統計手法について

9.1 介入開始時点が対象者によって異なる場合には，どのような方法を用いて介入を評価すればよいか？

観察的なコホート研究では，人によって介入開始時点が異なることが少なくありません。これは，新しい薬物が承認され，臨床に導入される場合には特によく見られます。

こうした場合には，承認前には，服用者はゼロで，その後徐々に服用者が増えていくことになります。今，新しい骨粗しょう症予防薬の効果を評価する場合を考えてみましょう。アウトカムは，病的な骨折の発生の有無です。どう研究をデザインすればよいでしょうか？　恐らく，最初に思いつくのは，たとえば，その薬物の服用者280人と非服用者720人のコホートを設定して，骨折の発生回数を経時的に比較するといったデザインではないでしょうか？

しかし，このデザインにはいくつかの問題があります。1つは，途中で服薬を中断した人々については，重要な情報が欠落してしまうことです。脱落例を分析から除外することもできますが，そうすると，たとえば15％もの対象者を失ってしまうことにもなりかねません。また，骨折が生じる前に死亡した例も，取り扱いが困難です。もちろん分析から除外することもできますが，そうすると，たとえば21％の対象者を失ってしまうことも起こり得ます。

こうした追跡不能例によるデータの損失を最小限にとどめるためには，生存分析 survival analysis を用いる必要があります。この分析には，「打ち切り censoring」という手法があり，観察できていた時点までの情報をデータとして有効に活用することができます（**6.4.G**）。ただし，この方法は，生存バイアス survival bias と呼ばれるバイアスの影響を受ける可能性があるので注意が必要です。これは，長生きな人ほど新しい薬物の処方を受ける機会が多くなるため，

> 長生きする人ほど新しい介入（治療）を受ける機会が多くなるために，介入が有効に見えることを，生存バイアスと言う。

133

▶TIP
コホート研究において生存バイアスを避けるためには，時間依存性変数を用いる。

時間依存性変数の値は，研究期間中に変化する。

新しい薬物を処方される人は，薬物の効果とは無関係に健康状態がよい可能性があるというバイアスのことを言います（表9.1）。このバイアスを避けるためには，時間依存性変数 time-dependent variable を用いて，介入が始まる時点の違いを分析に反映させる必要があります。時間依存性変数とは，介入の開始時点で値が変わる変数で，新薬を例にとれば，この変数の値は，最初は全員ゼロですが（表9.1），それぞれの対象者が服薬を始めた時点で，その値は1に切り替わります。もし，対象者が服薬をしなければ，その変数はずっとゼロのままです。時間依存性変数は，服薬を開始したら1，中止したらゼロ，服薬を再開したら1といった具合に，値を変動させることもできます。

たとえば，De Martino らは，時間依存性変数を用いて，周産期に HIV に感染した子どもに対する抗 HIV 治療の効果を評価しています[1]。この研究では，死亡をアウトカムとして，1980年から1997年の間に誕生した子どもが追跡調査されました。

図9.1に示したように，抗 HIV 治療の使用は，研究期間中に増加し，1987年時点ではゼロでしたが，1998年には，使用症例（訳注：2剤，3剤併用療法の合計）は，80％にまで増加しました。そして，この期間中に，治療は進歩し，まず単剤療法が開発され，その後，2剤併用療法，そして，3剤併用療法へと移り変わって行きました。

したがって，（治療の種類を考慮することなく）抗 HIV 治療を単に1つの2区分変数として扱えば，結果は抗 HIV 治療を受けた子どもの生存期間が長いという結果になるのは自明のことでした。なぜなら，後の子どもたちほど，治療を受ける割合が高く，しかも，特に1997年以降は，非常に有効な3剤併用療法を受けられるようになったからです。

そこでこの研究では，単剤療法，2剤併用療法，3剤併用療法に対応する，3つの時間依存性変数を設定し，それぞれを2区分変数として，治療を受けていないときは0，治療を受けているときは1の値をとるようにしました。その結果を示したのが，表9.2です。

表9.1　1000人の患者コホートにおける骨粗しょう症予防薬服用とアウトカムの推移

	1年目	2年目	3年目	4年目	5年目
薬を服用している患者の累積数	0	90	170	225	280
病的骨折経験者の累積数	10	15	25	35	40
コホートから脱落した累積患者数（骨折発症前）	40	60	85	100	150
累積死亡者数（骨折発症前）	50	100	140	190	210
年末時点での骨折未発症者の数	900	825	750	675	600

[1] De Martino, M., Tovo, P.-A., Balducci, M., et al. "Reduction in mortality with availability of antiretroviral therapy for children with perinatal HIV-1 infection." *JAMA* **284** (2000): 190–7.

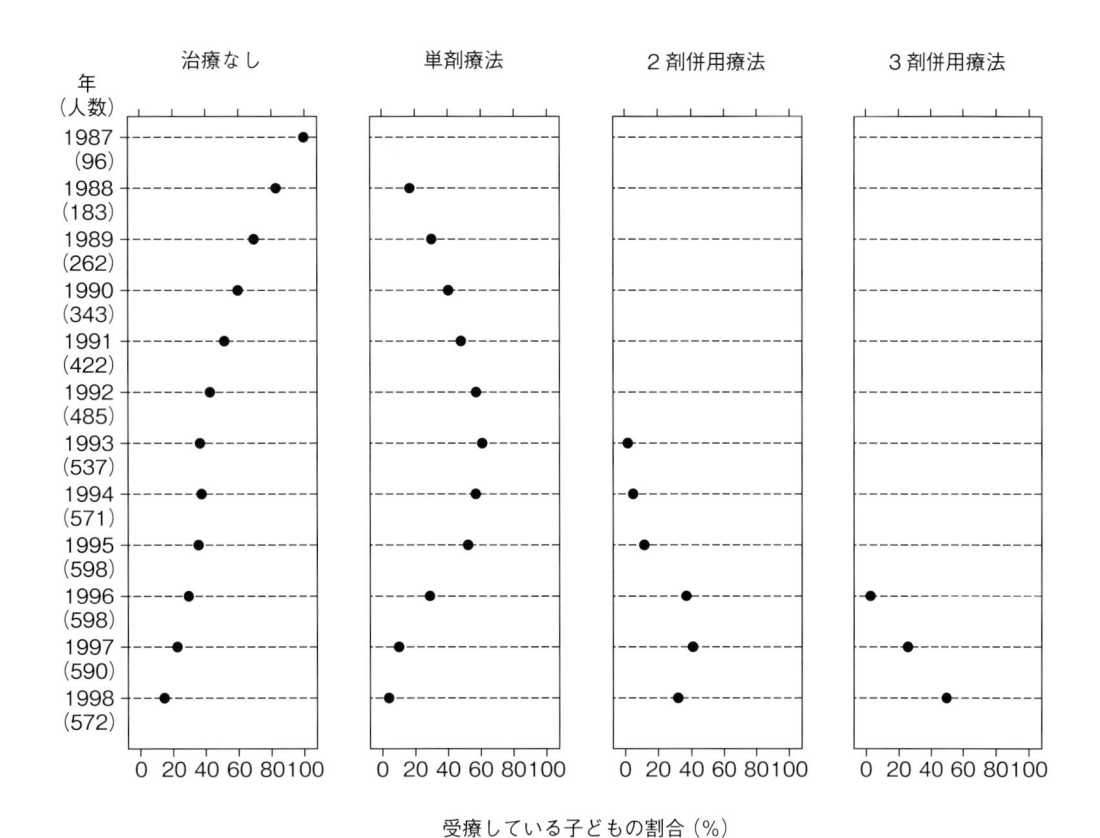

図 9.1 抗 HIV 療法を受けている子どもの割合の変化。
De Martino, M., et al. "Reduction in mortality with availability of antiretroviral therapy for children with perinatal HIV-1 infection." *JAMA* **284** (2000): 190–7. Copyright ©2000 American Medical Association. All rights reserved から許可を得て引用。

表 9.2 抗 HIV 療法の HIV 感染児の死亡率に対する効果

治療のタイプ	調整*ハザード比 (95%信頼区間)
治療なし	1.00 (ref)
単剤療法	0.77 (0.55〜1.08)
2 剤併用療法	0.70 (0.42〜1.17)
3 剤併用療法	0.29 (0.13〜0.67)

*ハザード比は，臨床病期，免疫の状態，ニューモシスティス肺炎予防治療の有無，参加医療機関を含む多くの要因で調整。
De Martino, M. et al. "Reduction in mortality with availability of antiretroviral therapy for children with perinatal HIV-1 infection." *JAMA* **284** (2000): 190–7 のデータによる。

時間依存性変数は，2区分変数である必要はなく，収縮期血圧やCD4リンパ球数などのような間隔変数であってもかまいません。その場合は，測定された時点で，新たな値をとることになります。

9.2 介入の効果が他の介入に劣らない，あるいは同等であることを示したい場合はどうするか？

> 優越性試験は，どちらの介入の方が優れているかを検証するために実施される。

ここまで，本書では，介入群が，非介入群よりもアウトカムがよい（悪い）ことを，どのように証明するかについて論じてきました。これを優越性試験 superiority trial と言います。しかし，研究によっては，その目的が，ある介入の効果が他の介入よりも劣らないことを示す場合（非劣性試験 non-inferiority trial）や，効果が等しいことを示す場合（同等性試験 equivalence trial）があります[2]。

> 非劣性試験は，ある治療が他の治療よりも，明らかに劣ることがないことを示すために実施される。

非劣性試験や同等性試験という用語は，混同しやすいので注意が必要です。確かに両者には共通点もありますが，同じものではありません。非劣性試験の方が行われる頻度が高いため，まず，この試験から解説することにします。

非劣性試験は，「ある治療が他の治療よりも，明らかに劣ることがない」ことを示すために行われるもので，たとえば，ある介入が他の介入に比べ，低コストである，副作用が少ない，アドヒアランスがよいといった，方向性の決まった仮説を証明する場合に実施されます。

非劣性試験を実施するためには，どれくらいの「違い」があれば，新しい介入が，他の標準的介入よりも明らかに劣ると結論するかを，事前に決めておかねばなりません。そして，その「違い」は，臨床的観点から許容できる最小の大きさでなければなりません。新しい介入がその許容範囲を超えて劣る場合には，標準的治療を維持することになります。許容範囲は，パーセントもしくは尺度の点数で定義されます。

新しい介入が，他の標準的介入よりも劣るかどうかは，介入間の違いの95%信頼区間が，臨床的に劣ると事前に定義された基準値を下回るかどうかに基づいて判断されます。

たとえば，慢性閉塞性肺疾患患者における持続的運動の効果はよく知られていますが，患者にとって持続的運動は難しく，長続きしないという問題があります。そこで，Puhanらは，間欠的運動に，持続的運動と同じ程度の効果があ

---

[2] これらの試験に関する詳細は，次の論文を参照してください。Piaggio, G., Elbourne, D. R., Altman, D. G., et al. "Reporting of noninferiority and equivalence randomized trials: An extension of the CONSORT statement." *JAMA* 295 (2006): 1152–60. To go deeper into this complex field see: Kaul, S. and Diamond, G. A. "Good enough: A primer on the analysis and interpretation of noninferiority trials." *Ann. Intern. Med.* 145 (2006): 62–9; Gøtzsche, P. C. "Lessons from and cautions about noninferiority and equivalence randomized trials." *JAMA* 295 (2006): 1172–4. Djulbegovic, B. and Clarke, M. "Scientific and ethical issues in equivalence trials." *JAMA* 285 (2001): 1206–8.

9 その他の特別な統計手法について

るかどうかを検討することにしました[3]。

　この研究では，6分間歩行距離検査で45メートルの歩行距離の違いを臨床的に意味のある違いとして設定しました。つまり，持続的運動群の平均歩行距離が間欠的運動群の平均歩行距離を45メートル超えれば，間欠的運動は，持続的運動よりも劣ると結論する，逆に，45メートルを超えなければ，間欠的運動は，持続的運動に劣らないと結論するということです。

　研究の結果，両群の調整後の6分間歩行距離の差（持続的運動群の平均歩行距離−間欠的運動群の平均歩行距離）は，−1.1メートル，95％信頼区間は−27.6〜25.4で，95％信頼区間の上限が45メートルを超えていないことから，間欠的運動は，持続的運動に劣るとは言えないと結論され，さらには，間欠的運動の方が持続的運動よりも患者のアドヒアランスが高いことも示されました（48％ vs. 24％，$P=0.0014$）。

　この事例を取り上げたのには，さらに2つの理由があります。その第1は，非劣性試験はほとんどの場合医薬品の比較に用いられるため，医薬品以外の研究にも応用できることをあえて示したいと思ったこと，第2は，上記の例では，2つの群間の比較に，割り付け重視の分析 intention-to-treat (ITT) analysis ではなく，プロトコール重視の分析 per-protocol analysis が用いられていることを示しておきたかったことです。4.8でランダム化比較試験では，割り付け重視の分析が基本であることを解説しましたが，非劣性試験では，必ずしもそうではありません。それは，割り付け重視の分析では，結論が，差なし仮説 null hypothesis の側に偏りやすく，そのため「非劣性 non-inferiority」の結論に陥りやすくなるからです。このため，非劣性試験では，プロトコール重視の分析を用いる必要があり，割り付け重視の分析とプロトコール重視の分析で近い結果が得られることが理想的です（上述の研究では，プロトコール重視の分析が主とされましたが，割り付け重視の分析も行われ，両者の結果が近いことが示されています）。

> 非劣性試験では，プロトコール重視の分析を行う必要がある。

　非劣性試験の目的は，2つの介入の差（違い）が，事前に定めた基準より劣らないことを示すことにありますが，同等性試験では，2つの介入の差が，事前に定めた基準より大きくないことを示すことにあります。これを統計学的に表現すれば，非劣性試験の関心は片側性 one tailed，同等性試験の関心は，両側性 two tails であるということです。

> 同等性試験は，複数の介入の間に効果の違いがないことを示すために実施される。

　たとえば，Parientiらは，消毒用アルコールによる手指消毒と，手術用手洗いが術後感染を防ぐ上で同等に効果的かどうかを検討することとしました[4]。この研究では，術後感染の2％を超える差を臨床的に意味のある差と設定し，両手技

---

[3] Puhan, M. A., Busching, G., Schunemann, H. J., van Oort, E., Zaugg, C., and Frey, M. "Interval versus continuous high-intensity exercise in chronic obstructive pulmonary disease." *Ann. Intern. Med.* **145** (2006): 816–25.

[4] Parienti, J. J., Thibon, P., and Heller, R., "Hand-rubbing with an aqueous alcoholic solution vs traditional surgical hand-scrubbing and 30-day surgical site infection rates: a randomized equivalence study." *JAMA* **288** (2002): 722–7.

間の差をゼロ，その95％信頼区間を−2.0％から＋2.0％の範囲に設定しました。言い換えれば，両手技による術後感染の差が2％を超える場合には，それらの手技は同等ではないと結論するということです。

この研究では，術後感染は，手術用手洗いで2.44％，アルコールによる手指消毒で2.48％となり，差は，0.04％（95％信頼区間＝−0.88％〜0.96％）となりました。95％信頼区間が−2.0％から＋2.0％の範囲内にあるため，この2つの手技は，同等であると結論されました。

9.3 多仮説検定（多重比較）について

3.10 で論じたように，1つの研究で，複数のアウトカムへの介入の影響を検討することが有利な場合があります。しかし，多く検定が行われる場合には，いわゆる多仮説検定 multiple hypothesis testing（多重比較 multiple comparison）に対する調整を行う必要があります。

多仮説検定に対する調整が必要な理由は，20回の検定を行うと，そのうち1回が偶然により，$P = 0.05$（1/20）のレベルで統計学的に有意になる可能性があるからです。では，20回の検定のうち1回が統計学的に有意となった場合，どう結論すればよいのでしょうか？　介入は効果的であったと結論すべきか，それとも統計学的な偶然に過ぎないと結論するべきでしょうか？（これは，**6.2.A**，**6.2.B**，**6.4.B** で解説した2群ずつの比較，**9.5** で解説したサブグループ分析，**9.4** で解説した中間解析 interim analysis にも共通する問題です。）

> 検定数が2〜4回の範囲なら，ボンフェローニ補正を用いる。

検定数が，2〜4つ程度であれば，**6.4.B** で解説したボンフェローニ補正 Bonferroni correction を用いるのが最も簡単です。この方法によれば，4つのアウトカムに対する介入効果を判定する場合には，0.05を4で割った値，つまり0.0125（0.05/4）を P 値の有意水準とし，この値よりも P 値が小さい場合に，統計学的に有意と判定します。

ボンフェローニ補正の問題は，アウトカムの数が大きいときには，有意水準があまりに厳しくなり過ぎることです。たとえば，Morey らは高齢で肥満のがん患者の機能改善を目的とした介入研究を行っています[5]。この研究の主たるアウトカムは，身体機能の変化でしたが，それ以外に，17の副次的アウトカムが設定されていました。ボンフェローニ補正を用いると，統計学的有意水準は，$P < 0.0029$（0.05/17）となり，あまりに厳しくなってしまいます。そこで，この研究では，**表9.3** に示したように，ボンフェローニ補正の変法である，ホルム法 Holm procedure が用いられました。ホルム法では，まずそれぞれのアウトカムの P 値を，値の小さい順に並べます。そして，各 P 値に対する新たな有意水準を 0.05/（N＋1−k）と定めて（Nは実施する検定数，kは小さい順番に並べ

---

[5] Morey, M. C., Snyder, D. C., Sloane, R., et al. "Effects of home-based diet and exercise on functional outcomes among older, overweight long-term cancer survivors." *JAMA* **301** (2009): 1883–91.

表 9.3 主たるアウトカムと 17 の副次アウトカムに関する介入群とコントロール群の比較

	平均値 (標準誤差)		変化量の群間差	調整済み	ホルム法による
	介入群 (n=319) 12 カ月後の変化量	コントロール群 (n=322) 12 カ月後の変化量	(95%信頼区間)	P値[*]	有意水準
主たるアウトカム					
SF-36 身体機能スコア (範囲, 0〜100)	−2.15 (0.9)	−4.84 (0.9)	2.69 (0.17〜5.21)	0.03	
副次的アウトカム					
LLF 基本下肢機能スコア (範囲, 45.6〜100)	0.34 (0.6)	−1.89 (0.6)	2.24 (0.56〜3.91)	0.005	0.005
LLF 高次下肢機能スコア (範囲, 0〜100)	−0.37 (0.5)	−2.30 (0.6)	1.92 (0.45〜3.39)	0.02	0.006
行動的アウトカム					
筋力強化運動の期間, 分/週 (範囲, 0〜600)	18.7 (2.4)	0.5 (2.7)	18.21 (11.21〜25.21)	<0.001	0.003
持久力強化運動の期間, 分/週 (範囲, 0〜149)	36.3 (4.9)	23.4 (5.6)	12.89 (1.89〜27.58)	0.004	0.004
筋力強化運動の頻度, セッション/週 (範囲, 0〜7)	1.4 (0.2)	0.2 (0.1)	1.12 (0.70〜1.54)	<0.001	0.003
持久力強化運動の頻度, セッション/週 (範囲, 0〜15)	1.6 (0.2)	0.5 (0.2)	1.05 (0.39〜1.72)	0.005	0.005
果物と野菜の 1 日摂取回数 (範囲, 0〜15.80)	1.24 (0.14)	0.13 (0.11)	1.11 (0.76〜1.47)	<0.001	0.003
飽和脂肪摂取, g/日 (範囲, 2〜57 g)	−3.06 (0.51)	−1.07 (0.49)	−1.99 (−0.58〜−3.40)	0.002	0.004
体重, kg (範囲, 59.1〜125.5 kg)	−2.06 (0.19)	−0.92 (0.2)	−1.14 (−0.59〜−1.69)	<0.001	0.004
体格指数 (範囲, 25〜47)	−0.69 (0.07)	−0.31 (0.08)	−0.38 (−0.19〜−0.57)	<0.001	0.004
SF-36 健康関連 QOL スコア					
全体的健康感 (範囲, 15〜100)	0.77 (0.72)	−1.94 (0.80)	2.71 (0.58〜4.84)	0.03	0.007
身体の痛み (範囲, 10〜100)	−0.78 (1.07)	−3.19 (1.22)	2.40 (−0.79〜5.59)	0.16	0.02
活力 (範囲, 0〜100)	−0.47 (0.89)	−2.42 (0.98)	1.95 (−0.64〜4.55)	0.10	0.01
社会生活機能 (範囲, 12.5〜100)	−1.29 (1.05)	−5.05 (1.22)	3.75 (0.58〜6.92)	0.03	0.008
心の健康 (範囲, 32〜100)	0.50 (0.53)	−2.04 (0.74)	2.54 (0.75〜4.33)	0.01	0.006
日常役割機能 (身体) (範囲, 0〜100)	−2.43 (2.02)	−4.68 (2.14)	2.25 (−3.54〜8.05)	0.32	0.03
日常役割機能 (精神) (範囲, 0〜100)	−0.73 (1.32)	−0.62 (1.38)	−0.11 (−3.86〜3.64)	0.93	0.05

[*] 全てのモデルは、アウトカム、年齢、人種、併存疾患の数、症状の数、教育歴、がんのタイプ、体格指数、SF-36 の身体機能下位尺度で調整。

Morey, M. C., Snyder, D. C., Sloane, R., et al. "Effects of home-based diet and exercise on functional outcomes among older, overweight long-term cancer survivors." JAMA **301** (2009): 1883–91 のデータによる。

たP値の順位)，実際のP値と順次比較していきます。**表9.3**の場合，検定数は17ですから，N＝17で，最小のP値 (1番目［k＝1］のP値) とホルム法による有意水準 (0.05/(17＋1－1)＝0.0029) が比較されます。それが有意水準を満たせば，2番目 (k＝2) に小さいP値とホルム法による有意水準 (0.05/(17＋1－2)＝0.0031) を比較します。ここでも有意水準が満たされれば，3番目に小さいP値と，ホルム法による有意水準 (0.05/(17＋1－3)＝0.0033) と比較します。こうしたプロセスを順次進め，有意水準が満たされなくなった時点で比較を終了します。

表9.3の右端の2列を比較してみると，P値が0.05であるにもかかわらず，ホルム法による有意水準に達していない項目があることが分かります。たとえば，高次下肢運動機能はP値は0.02ですが，ホルム法による有意水準0.006に達していません。

> 多仮説検定（多重比較）の調整の問題は，どの検定を「多仮説」の範囲に数えるべきかが曖昧なことである。

しかし，こうした多仮説検定（多重比較）に対する補正の必要性については，必ずしも専門家の意見が一致しているわけではありません[6]。その主な理由は，どの検定を「多仮説」の範囲に数えるべきかが曖昧だからです。たとえば，あなたが，Moreyらの研究を読んで，高齢者の性機能に改善が見られたどうかに興味を持ったとします（運動によって性機能が回復することはよく知られています）。そこで，Moreyに連絡したところ，そのデータも集めているので，データの帰属さえ明確にしてくれれば，分析してもらってもよいという回答を得たとしましょう。さて，この分析で多数の検定（例：週の性交回数，自分の性的満足感，パートナーの性的満足感などをアウトカムとする検定）を行うとして，その場合の補正は，あなたが今から行う検定の回数についてのみ行えばよいか，あるいは，Moreyらが論文で行った検定数を含めて補正するべきか，どちらでしょうか？

また，今，運動の性機能に対する影響を検討した20のランダム化比較試験のデータがあるとしましょう。それぞれ異なる研究者によって，異なる施設で行われたものとします。20回の検定が行われるとして，果たして，その数を考慮した検定の補正を行うべきなのでしょうか？　違う研究まで考慮して，補正するのは，行き過ぎだと思われるかも知れませんが，一方で，20の臨床試験を実施すれば，そのうち1つ (20分の1＝0.05) は，偶然のみで，$P=0.05$のレベルで有意になる可能性があります。しかし，それぞれは，独立に行われた研究であり，それぞれの臨床試験の各研究者が，他の19の研究を考慮して，有意水準を補正するなどとは考えにくいことです。実際，各々の研究者は，他の研究のことなど，知りもしないことでしょう。これは難しい問題で，私にできるコメントはせいぜい以下の3点くらいです。

1　分析計画において，どのような比較を行うかを予め定めておく (**3.11**)。その際，何が主たるアウトカムであるかを明確にしておく。主たる分析において

---

[6] Rothman, K. J. "No adjustments are needed for multiple comparisons." *Epidemiology* **1** (1990): 43–6.

は，他の副次的な分析のように，補正をする必要はない。
2 何回の検定がなされたかを論文に明記しておく。そうすれば，多仮説検定（多重比較）の補正をしていなくても，読者は，それを考慮して論文を読むことができる。
3 P 値に振り回されないこと。P 値が有意水準の少し上か少し下かといったことは，介入が有効であったかどうかに大きな意味を持つものではない。それ以外の，たとえば，生物学的妥当性 biological plausibility，他の研究の知見との一貫性 consistency，臨床的な効果量 effect size，交絡の除去，マスク化（盲検化）の成功，脱落率，曝露の強さ，混入 contamination，欠測，量-反応関係などが，介入の有効性に実質的な影響を与える。

9.4 早期中止，中間解析について

> 中間解析の目的は，介入が有効もしくは有害かを結論するのに十分なエビデンスが得られた時点で，研究を中止することである。

試験をデザインする際に，中間解析 interim analysis を計画しておくことがあります。中間解析は，介入が有効もしくは有害かを結論するのに十分な差が研究群間に生じた時点で，研究を中止すること（早期中止 early stopping）を目的に実施するものです。有効であった場合は，早期中止によって，プラセボ群の患者や研究に参加していない患者に，有効な治療を享受する機会が早く与えられることになり（有効中止），有害であった場合は，早期中止によって，不必要な副作用の発生が防止されることになります（無効中止）。早期中止にはまた，費用の節約や，論文発表が早まることによって，臨床導入を促進する効果があります。

中間解析の主な問題は，検定の回数が増えることによって，α エラー（第 I 種の過誤 type I error。実際は差がないのに差があると結論してしまう過ち）の可能性が高まることです。仮に，中間解析を 20 回行えば，偶然のみによって，少なくとも 1 回は，差が $P = 0.05$ で，統計学的に有意となる可能性があります。

したがって，中間解析では，厳しい P 値を設けて，偶然による有意差の発生を防がなければなりません。中間解析は，事前に回数を決めて行われますが，通常は，対象者の登録がある割合に達した時点で実施されます（例：60%の対象者が研究に登録された時点）。各分析時点において，群間の差の大きさを確認し，それが早期中止を決定するのに十分なエビデンスと言えるかどうかを検討します。

> 早期中止規則には，検定を行うタイミングと，中止を決定する場合の P 値が定義される。

事前に決めた中間解析の回数と研究を早期中止する P 値の閾値を併せて，早期中止規則 early stopping rule と言います。中間解析が 2 回以上実施される場合（例：対象者の登録が 50%と 70%に達した場合）には，早い段階で中止を決める場合の P 値は，後の段階で中止を決める P 値よりも厳しく設定されます。中間解析は，独立データモニタリング委員会 data safety monitoring committee によって実施されます（**3.14**）。

たとえば，Lallermant らは，ネビラピン nevirapine の単回投与の HIV の母子

感染予防効果を検討するために，早期中止規則を定めた臨床試験を実施しています[7]。この研究では，1844人の女性が登録され，次の3群のどれかにランダムに割り付けられました。(1) 母親と児へのネビラピン単回投与（ネビラピン－ネビラピン処方），(2) 母親にネビラピン，児にプラセボの単回投与（ネビラピン－プラセボ処方），(3) 母親と児へのプラセボ投与（プラセボ－プラセボ処方）。患者と研究者には割り付けはマスク化（盲検化）されました（2重マスク化）。

この研究では，予定数の40％の女性患者が登録された時点と，70％が登録された時点の2回，中間解析が計画され，最初の解析で，3つの処方のいずれかにおけるHIV感染の増加のP値が，0.0004を下回った場合を，統計学的に有意な増加と判定することとされました。

事実，この研究では，最初の中間解析の結果に基づいて，独立データモニタリング委員会は，プラセボ－プラセボ群への患者の登録を中止するよう勧告しました。この時点で，ネビラピン－ネビラピン群の母子感染率は1.1％（95％信頼区間0.3～2.2％），プラセボ－プラセボ群の感染率は6.3％（95％信頼区間3.8～8.9％）で，重篤な副作用の報告はありませんでした。私が，この例を取り上げたのは，この研究の意義が非常に大きい（HIV感染が予防できる！）ため，早期中止規則の利点を理解しやすいと考えたからです。治療によって感染が予防でき，かつ副作用もないと分かれば，患者にプラセボを投与し続けることは，もはや許されることではありません。

しかし，早期中止規則は，よいことばかりとは限りません。Montoriらは，早期中止されたランダム化比較試験の系統的レビューを行い[8]，それらの多くで，中間解析を実施するサンプルサイズ，早期中止規則に基づく決定かどうか，中間解析における多仮説検定（多重比較）補正の有無が記載されていないことを指摘しています。これらは，単に記載の不備とも考えられますが，より重要なことは，多くの試験が，あり得ないほど大きな治療効果を検出して中止に至っていることです。これは，そうした効果が，いわゆるランダムハイ random high（注：偶然変動による過大差）であった可能性を示唆しています。

> 中間解析には，ランダムハイあるいはランダムローを捉える危険が伴う。

ランダムハイ（あるいはランダムロー）を捉えてしまう可能性は，早期中止に厳しい基準を設けることで，ある程度防ぐことができますが，厳しすぎれば，早期中止はほぼ不可能となってしまい，早期中止規則を設ける意味がなくなってしまいます。

最後に，中間解析について，2つ指摘しておきたいことがあります。1つは，独立データモニタリング委員会は，中間解析を実施する際には，マスク化（盲検化）を解除する必要はないということです。単に，事前に定められた手順に基づ

---

[7] Lallermant, M., Jourdain, G., Le Coeur, S., et al. "Single-dose perinatal nevirapine plus standard zidovudine to prevent mother-to-child transmission of HIV-1 in Thailand." *N. Engl. J. Med.* **351** (2004): 217–28.

[8] Montori, V. M., Devereaux, P. J., Adhikari, N. K. J., et al. "Randomized trials stopped early for benefit." *JAMA* **294** (2005): 2203–9.

いて，検定を行えばよく，研究群間に大きな差が見られた場合に初めて，マスク化を解除し，どの群でアウトカムが大きい（小さい）かを確認します。

もう1つは，臨床試験で，早期中止が実施されなかったとき，その分野の専門家たちは，治療効果があまり大きくなかったのだろうと考える傾向があることです。しかし，それは早計であり，ランダムハイが起こるのと同様に，ランダムローが起こっていた可能性もあり，その後多くのアウトカムが生じて，その治療の有効性が統計学的に有意となる可能性があります。

9.5 介入研究におけるサブグループ解析

> サブグループは，属性，合併症，病気の重篤度などで定義される。

介入の効果が，介入群のサブグループの間でどう異なるかを知りたいことがあります。たとえば，属性別（例：アスピリンの心疾患予防効果は男女でどう異なるか），合併症別（アンギオテンシン変換酵素阻害薬の効果は，糖尿病患者と非糖尿病患者の間で異なるか？），病気の重篤度別（例：抗HIV薬の効果は，患者の免疫不全の程度で異なるか？）などがその典型的な例です。

> サブグループ解析は，評判が悪い！

このようにサブグループ解析の重要性は自明のように思われますが，サブグループ解析ついては驚くほどの批判があります。なぜでしょうか？ それは，そうした解析によって得られた結果が，統計学的偶然の産物である可能性があるにもかかわらず，それに無頓着に発表する研究者が少なくないからです。

今，200人を対象にプラセボ群付きの臨床試験を行い，介入群とプラセボ群に差が認められなかったとしましょう。次に，男女別に比較したところ，やはり差がなく，また，民族別に比較しても差がなかったとします。そして次に，年齢の高低でグループ分けして比較したところ，ついに，高年齢グループと低年齢グループの間に統計学的有意差が検出されたとします。あなたは，どうしますか？ やっと有意差が見つかったので，喜んで論文にしますか？ それはちょっと勇み足です。なぜでしょうか？

> プラセボ群と介入群の比較を，多くのサブグループ間で行うと，偶然のみによって，統計学的に有意となる可能性が高まる。

それは，数多くのサブグループ解析を行うと，偶然のみによって，グループ間に統計学的有意差が検出される可能性が高まるからです。9.4で，中間解析を複数行う場合には，より厳しい有意水準が設定されることを解説しましたが，それと同じ理由です。

> サブグループ間の違いを示すためには，交互作用項を用いる必要がある。

サブグループ解析のもう1つの問題は，用いられる統計学的手法にしばしば誤りが見られることです。それぞれのグループ（例：男性グループと女性グループ）内で，介入を受けた人々とプラセボを投与された人々を比較して，介入の効果が認められたといった類の報告がよく見受けますが[9]，サブグループ間で統計学的に有意な差があるかどうかを示すためには，交互作用項 interaction term を設けて，それが有意かどうかを示さねばなりません。

---

[9] Wang, R., Lagakos, S. W., Ware, J. H., Hunter, D. J., and Drazen, J. M. "Statistics in medicine – reporting of subgroup analyses in clinical trials." *N. Engl. J. Med.* **357** (2007): 2189–94.

交互作用項は，介入への実際の曝露を表す変数とサブグループを表す変数を掛け合わせることによって作成されます。介入への曝露を表す変数を，「1＝あり，0＝なし」，性別を表す変数を，「1＝男性，0＝女性」の2区分変数とすれば，交互作用項も，以下のように0か1の値をとり，介入曝露＝あり，性別＝男性の場合にのみ，その値は1となります。

介入への曝露があり，かつ男性の場合＝1×1＝1
介入への曝露があり，かつ女性の場合＝1×0＝0
介入への曝露がなく，かつ男性の場合＝0×1＝0
介入への曝露がなく，かつ女性の場合＝0×0＝0

　これらの4カテゴリーのうち，交互作用項の値が1となるのは，最初の場合だけですが，**表9.4**に示すように，これらのカテゴリーは，3つの変数（介入変数，性別変数，交互作用変数）の値について，それぞれユニークな値の組み合わせをとります。

　ここで，大動脈瘤破裂をアウトカムとする仮想の研究を例にこの問題を考えてみましょう。介入が有効であれば，介入変数（行1）は統計学的に有意となるはずです。また，破裂が，女性よりも男性で起こりやすいとすれば，男性変数（行2）も統計学的に有意となり，また，介入の効果が男女で異なれば，交互作用項（行3）も統計学的に有意となります。

　こうした交互作用項への理解を前提とした上で，サブグループ解析の基本原則を2つ示しておきたいと思います。その第1は，事前に分析計画（**3.11**）を立てておくこと，第2は非常に控えめに解釈することです。

　研究の立案段階で，介入の効果があるグループ間で異なる可能性があると想定される場合は，研究計画の中に，それを検討する意思があることを明記した上で，その解析を行うのに十分なサンプルサイズを確保するようにします。研究がランダム化比較試験の場合は，サブグループ化に用いる変数（例：性別）で層化してサンプリングを行い（**4.4**），それぞれのサブグループに十分なサンプルサイズを確保するようにします。

　サブグループ解析を予定していなかった研究で，たまたまあるサブグループ間に統計学的有意差が検出されることがありますが，その場合は，その結果を記載することはかまいませんが，これはいわゆる事後分析 post-hoc analysis で

> サブグループ解析の基本原則は，事前に分析計画を立てることと，非常に控えめに解釈することである。

表9.4　介入項，性別項，交互作用項による4つのサブグループの定義可能性

	介入あり 男性	介入あり 女性	介入なし 男性	介入なし 女性
介入あり vs. 介入なし	1	1	0	0
男性 vs. 女性	1	0	1	0
交互作用項（介入あり×男性）	1	0	0	0

あるため（**3.11**），その解釈は非常に慎重でなくてはなりません。

9.6 介入研究における欠測値の扱い方について

研究には，欠測は付き物で，悩ましい問題です。介入研究でも，ベースライン特性に欠測が見られることが多く，データが診療記録，疾病登録，行政データベースに基く場合は，特にそうです。

欠測のある対象者の割合が小さな場合（例：3％未満），あるいはそれらの対象者の（欠測のある変数以外の）ベースライン特性が，欠測のない対象者と大きな違いがない場合は，それらを除外しても，分析にバイアスがもたらされる心配はあまりありません。

> 欠測データを処理する最も簡単な方法は重要な変数の欠測した対象者を削除することである。

一方，欠測のある対象者がかなりの割合（例：＞15％）に上り，かつ欠測が一部の変数に偏っている場合には，（対象者ではなく）それらの変数を分析から除外するようにします。その変数がいかに研究にとって重要なものであっても，あまりに欠測が多いと，統計解析の妥当性や信頼性が損なわれる恐れがあり，欠測値を推定して補完 imputation しても，推定の不確実性による測定誤差が問題となるからです。

> 欠測が一部の変数に集中している場合には，対象者よりも，それらの変数を削除する方がよい。

欠測のある対象者が比較的多く，しかし，欠測のある変数（以下，便宜上変数Xとします）における欠測の割合が比較的小さい場合は，多重補完 multiple imputation という方法を用いることができます[10]。これは，欠測値を推定する高度な方法で，まず，欠測のない対象者のデータを用いて，変数Xの値を推定する多変量モデルを作成し，次に，変数Xが欠測する対象者のデータをモデルに代入することで，その対象者の変数Xの推定平均値と分散を算出します。そして，その平均値と分散から推定される欠測値の分布から，乱数発生ソフトを用いて観察値をシュミレーションし，補完する値を算出します。

> 欠測のある対象者を分析に取り込むための最善の方法は，多重補完である。

アウトカムの測定が繰り返し行われるコホート研究では，アウトカムに欠測が生じることがあります（例：患者が，最初の5回は受診したが，6回目の受診に現れなかった場合）。多くの統計学的手法（例：分散分析，条件付き多重ロジスティック回帰分析）では，同じ個人について同じ回数のアウトカム測定がなされていることが前提となっているため，こうした場合には，それらの手法が使えなくなってしまいます。

アウトカムの欠測のある対象者の割合が非常に小さく，かつそれらの対象者の（欠測のある変数以外の）ベースライン特性が，欠測のない対象者と大きな違

---

[10] 多重補完法についてもっと詳しく知りたい方は以下の文献を参照してください。Heitjan, D. F. "What can be done about missing data? Approaches to imputation." *Am. J. Public Health* **87** (1997): 548–50; Rubin, D. B. *Multiple Imputation for Nonresponse in Surveys.* New York: Wiley, 1987. 多重補完法を含め欠測値の扱いについて一般的な知識を深めたい方は以下の文献を参照してください。Katz, M. H. *Multivariable Analysis: A Practical Guide for Clinicians.* Cambridge: Cambridge University Press, 2006: pp. 87–94.

> LOCF法（欠測する直前のデータを代入する方法）を用いてはならない。

いがない場合は，それらの対象者を分析から除外しても，結果にバイアスがもたらされる心配はあまりありません。

コホート研究では，以前は，欠測する直前のデータを代入するLOCF法（last observation carried forward method）がよく用いられてきましたが，この方法には，介入効果の過少評価や過大評価が生じることがあり，その使用には強い批判があります[11]。

こういう場合には，欠測があっても計算が可能な方法，つまり，一般化推定方程式 generalized estimating equation（GEE）や，混合効果モデル mixed-effects model がよく用いられます。両方法とも，欠測がランダムに生じている場合や，ランダムではなくとも，アウトカムが間隔変数（注：2区分変数は不可）である場合に，用いることができます[12]。

9.7 介入試験の結果を出版する際に特に注意するべきことは何か？

介入研究における最近の重要な進歩は，論文を出版する場合のガイドラインが作成されたことです。これにより，研究者は，必要な情報の漏れのない論文を作成できるようになり，一方，読者は，結果の発表が標準化されることによって，求める情報を見つけやすくなり，またメタアナリシスも実施しやすくなります。これまでに，ランダム化比較試験のためのガイドライン[13]，ランダム化された非劣性試験や同等性試験のためのガイドライン[14]が発表されており，非ランダム化研究についても，2つのガイドラインが発表されています[15]。

> 臨床試験の論文では，図1で，研究参加者のフローチャートを示す必要がある。

ガイドライン自体は，非常に長文で，ここにすべての内容を紹介するわけにはいきませんが，その中でも，研究のフローチャートの作成は特に重要であるため，ここで取り上げておくことにします。**図9.2**はその最も一般的なパター

---

[11] Streiner, D. L. "The case of the missing data: Methods of dealing with dropouts and other research vagaries." *Can. J. Psychiatry* **47** (2002): 68–75; Molnar, F. J., Hutton, B., and Fergusson, D. "Does analysis using 'last observation carried forward' introduce bias in dementia research?" *CMAJ* **179** (2008). www.cmaj.ca/cgi/content/full/179/8/751

[12] 一般化推定方程式や混合効果モデルに欠測値を含める場合の一般的解説については拙著を参照してください。Katz, M. H. *Multivariable Analysis: A Practical Guide for Clinicians.* Cambridge: Cambridge University Press, 2006: pp. 164–71.

[13] Moher, D., Shulz, K. F., and Altman, D., for the CONSORT group. "The CONSORT statement: Revised recommendations for improving the quality of reports of parallel-group randomized trials." *JAMA* **285** (2001): 1887–91.

[14] Piaggio, G., Elbourne, D. R., Altman, D. G., Pocock, S. J., and Evans S. J. W., for the CONSORT Group. "Reporting of noninferiority and equivalence randomized trials: An extension of the CONSORT statement." *JAMA* **295** (2006): 1152–60.

[15] Des Jarlais, D. C., Lyles, C., Crepaz, N., and the TREND Group. "Improving the reporting quality of nonrandomized evaluations of behavioral and public health interventions: The Trend statement." *Am. J. Public Health* **94** (2004): 361–6; Von Elm, E., Altman, D. G., Egger, M., et al. "The strengthening of the reporting of observational studies in epidemiology (STROBE) statement: Guidelines for reporting observational studies." *J. Clin. Epidemiol.* **61** (2008): 344–9.

ンを示したもので[16]，**図 9.3** は，アルツハイマー病のリスクのある患者を対象として，身体運動の認知機能に対する効果を検討した研究から引用したもので[17]，この図を上から下に眺めれば，何人がどのような理由で研究から除外されたかを一目で理解することができます。

二股に分かれるところには，各群に何人が割り付けられたか，そして，その後各群において，何人が 6 カ月目，12 カ月目，18 カ月目に受診したかが，脱落者の数を含めて示されています。

図の一番下には，主たる分析に含まれる対象者の人数が示されています。この図には，割り付け時点と同じ人数が記されていますが，このことから，割り付け重視の分析 intention-to-treat analysis (**3.11**，**4.8**) が行われたことが分かります。

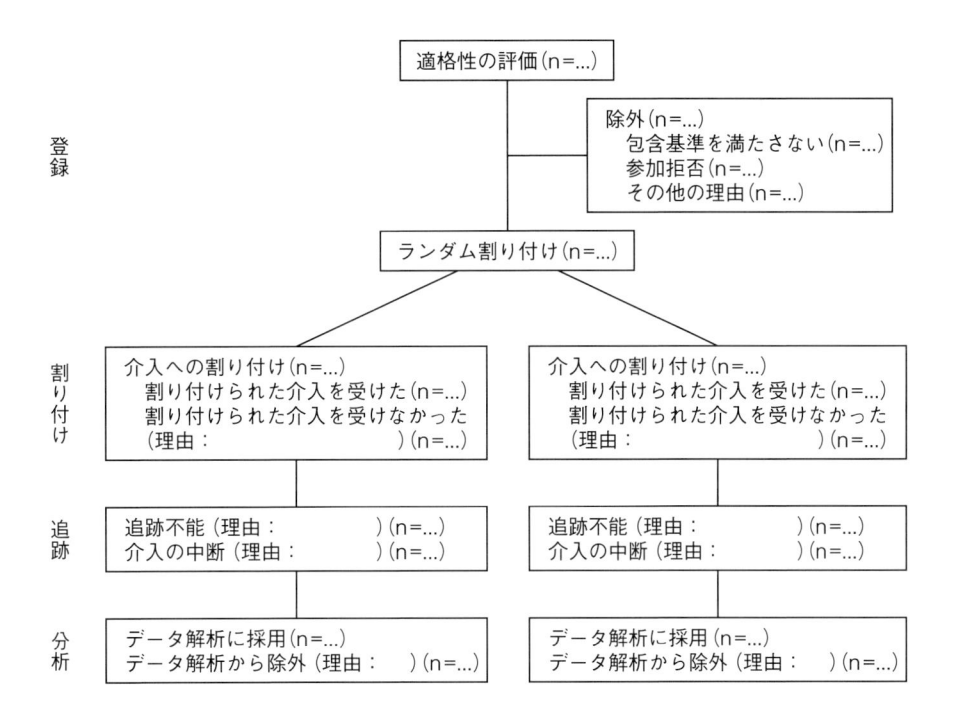

図 9.2 ランダム化比較試験のフローチャート。
Moher, D., et al. "The CONSORT statement: revised recommendations for improving the quality of reports of parallel-group randomized trials." *JAMA* **285** (2001): 1987–91. ©2001 American Medical Association. All rights reserved から許可を得て引用。

---

[16] Moher, D., Schulz, K. F., Altman, D., for the CONSORT Group. "The CONSORT statement: revised recommendations for improving the quality of reports of parallel group trials. *JAMA* (2001) **285**: 1987–91.

[17] Lautenschlager, N. T., Cox, K. L., Flicker, et al. "Effect of physical activity or cognitive function in older adults at risk for Alzheimer disease." *JAMA* **300** (2008): 1027–37.

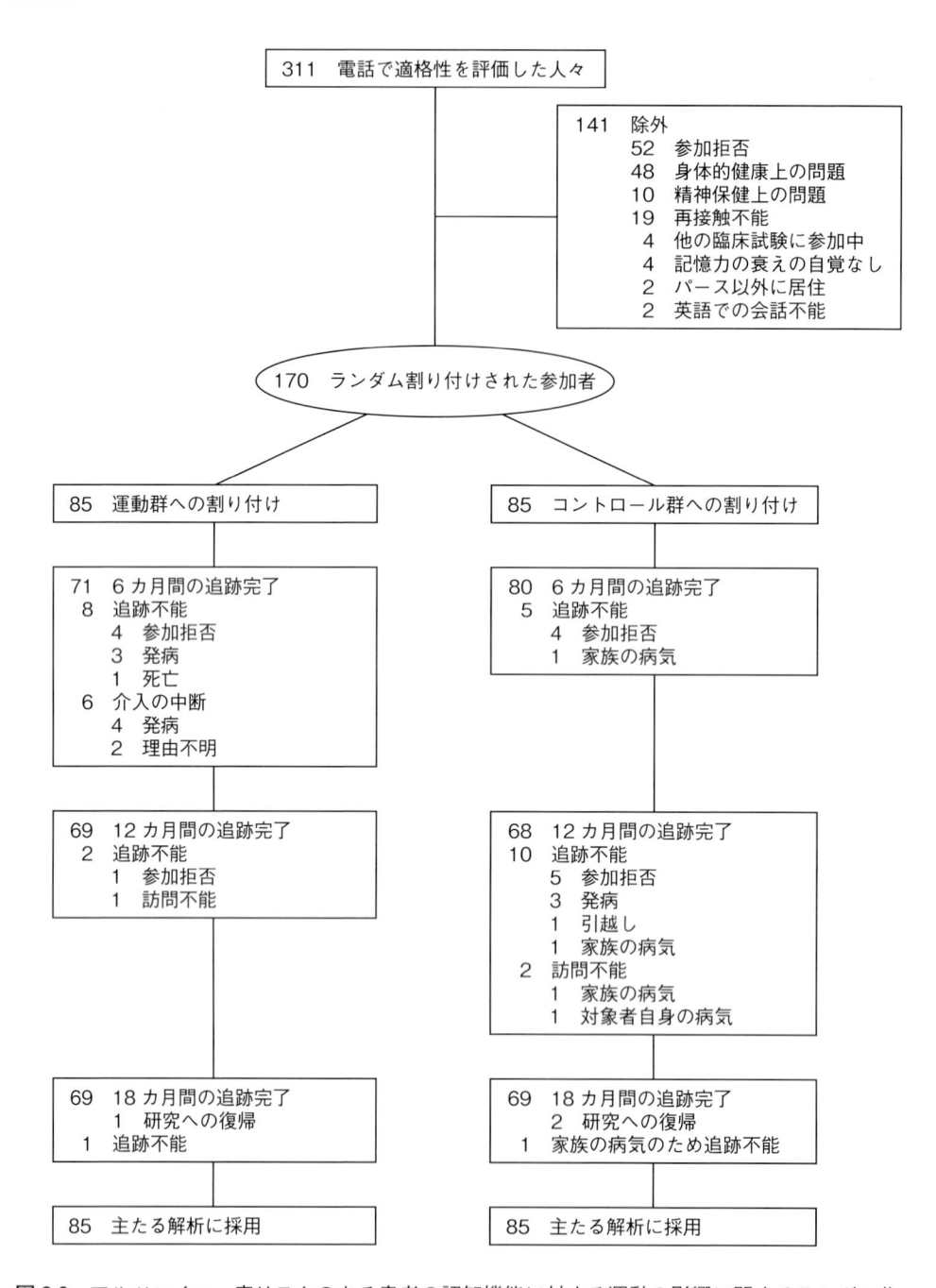

```
                    ┌─────────────────────────────┐
                    │ 311  電話で適格性を評価した人々 │
                    └─────────────────────────────┘
                            │
                            │         ┌──────────────────────────────┐
                            ├────────▶│ 141  除外                    │
                            │         │   52  参加拒否                │
                            │         │   48  身体的健康上の問題       │
                            │         │   10  精神保健上の問題         │
                            │         │   19  再接触不能              │
                            │         │    4  他の臨床試験に参加中     │
                            │         │    4  記憶力の衰えの自覚なし   │
                            │         │    2  パース以外に居住         │
                            │         │    2  英語での会話不能         │
                            │         └──────────────────────────────┘
                    ┌─────────────────────────────┐
                    │ 170  ランダム割り付けされた参加者 │
                    └─────────────────────────────┘
                       │                            │
        ┌──────────────────────────┐    ┌──────────────────────────┐
        │ 85  運動群への割り付け      │    │ 85  コントロール群への割り付け │
        └──────────────────────────┘    └──────────────────────────┘
                       │                            │
        ┌──────────────────────────┐    ┌──────────────────────────┐
        │ 71  6カ月間の追跡完了       │    │ 80  6カ月間の追跡完了       │
        │  8  追跡不能                │    │  5  追跡不能                │
        │     4  参加拒否             │    │     4  参加拒否             │
        │     3  発病                │    │     1  家族の病気            │
        │     1  死亡                │    │                           │
        │  6  介入の中断              │    │                           │
        │     4  発病                │    │                           │
        │     2  理由不明             │    │                           │
        └──────────────────────────┘    └──────────────────────────┘
                       │                            │
        ┌──────────────────────────┐    ┌──────────────────────────┐
        │ 69  12カ月間の追跡完了      │    │ 68  12カ月間の追跡完了      │
        │  2  追跡不能                │    │ 10  追跡不能                │
        │     1  参加拒否             │    │     5  参加拒否             │
        │     1  訪問不能             │    │     3  発病                │
        │                           │    │     1  引越し               │
        │                           │    │     1  家族の病気            │
        │                           │    │  2  訪問不能                │
        │                           │    │     1  家族の病気            │
        │                           │    │     1  対象者自身の病気      │
        └──────────────────────────┘    └──────────────────────────┘
                       │                            │
        ┌──────────────────────────┐    ┌──────────────────────────────┐
        │ 69  18カ月間の追跡完了      │    │ 69  18カ月間の追跡完了         │
        │     1  研究への復帰         │    │     2  研究への復帰            │
        │  1  追跡不能                │    │     1  家族の病気のため追跡不能 │
        └──────────────────────────┘    └──────────────────────────────┘
                       │                            │
        ┌──────────────────────────┐    ┌──────────────────────────┐
        │ 85  主たる解析に採用        │    │ 85  主たる解析に採用        │
        └──────────────────────────┘    └──────────────────────────┘
```

図 9.3 アルツハイマー病リスクのある患者の認知機能に対する運動の影響に関するランダム化比較試験のフローチャート。
Lautenschlager, N. T., et al. "Effect of physical activity on cognitive function in older adults at risk for Alzheimer disease." *JAMA* **300** (2008): 1027-37. ©2008 American Medical Association. All rights reserved から許可を得て引用。

9.8 ネガティブデータの出版について

　介入に効果が認められなかった研究（ネガティブデータ）は，出版される可能性が少なく（**3.9**），また少なくとも，超一流の学術誌に出版される可能性はまずありません。それはいくつかの理由によりますが，その1つは，介入が有効である可能性を排除するだけの統計学的パワーが不足していることが少なくないからです（βエラー，第Ⅱ種の過誤 type Ⅱ error）。私たちの研究を例にとってみましょう。この研究は，HIV予防プログラムに参加する高リスク者の数を増加させる方策を検討するために実施されたものです。先行研究で，サンフランシスコ市のSTD（性感染症）クリニックでHIV陰性と診断された高リスク患者のうち，HIV予防プログラムに紹介された患者は6％に満たないことが分かっていましたが，そのうちどれほどが実際に予防プログラムに参加したかは分かっていませんでした[18]。

　そこで，私たちは，STDクリニックのカウンセラーを対象に，患者をHIV予防プログラムに紹介する効果的な方法に関する研修を実施し，それに基く支援提供を介入とするランダム化比較研究を実施しました[19]。カウンセラーには，HIV陰性で高リスクの患者は，HIVに対するリスク認知が低く，紹介に従う意思がほとんどないという先入観を持つ者が多かったため，紹介先の情報提供，継続的な激励と支援やリマインダーの送付の重要性，交通費や託児に要した費用の弁済などについての研修を行い，それらを内容とする患者への介入を実施しました。

　対象者は，介入群と通常ケア群にランダムに割り付けられ，群間に，介入によって10％の予防プログラム参加率の違いが生じた場合（介入群20％で非介入群10％）に，それを，パワー＝80％，α＝0.05（両側）で統計学的に有意に検出できるための人数として，各群に200人が予定されました。

　STDクリニックに来る患者の多さを考えれば，この程度のサンプルサイズを確保するのは簡単なように思われるかも知れませんが，様々な理由から，実際はそうではありませんでした。14カ月間の研究期間に受診した，適格基準を満たす121人のうち研究に同意したのは113人で，そのうち，ベースラインのインタビューができたのは79人にとどまりました。このうち，39人が介入群に，40人が非介入群に割り付けられましたが，この介入は，ベースラインインタビュー後に受診した人にしか実施できなかったため，最終的に，研究対象となったのは，介入群16人，非介入群22人と極めて少なくなってしまいました。そのうち，紹介先を訪れ，予防プログラムに参加した患者は，介入群2人（12.5％），非介入群2人（9.1％）に留まり，両群に差はないという結果となり

---

[18] Marx, R., Hirozawa, A. M., Chu, P. L., Bolan, G. A., and Katz, M. H. "Linking clients from HIV antibody counseling and testing to prevention services." *J. Community Health* **24** (1999): 201–13.

[19] Marx, R., Sebesta, D. S., Hirozawa, A. M., et al., "Can follow-through on HIV prevention referrals be increased among high-risk seronegative individuals? An exploratory study" ; unpublished paper.

ました（オッズ比＝ 1.4，95％信頼区間 0.18 － 11.38，*P* ＝ 1.0）。症例が少ないために，この結果からは，介入が，患者の予防プログラムへの参加を，減らすとも，増やすとも言えず，論文の出版は見合わせることになりました。

　しかし，たとえ，症例数を増やして，介入に効果がないことが改めて確認できたとしても，やはり出版は難しかったと思われます。なぜなら，学術誌の査読者や編集者の間には，ネガティブデータに対する偏見があるからです。これは残念なことで，よく計画され，統計学的パワーも十分な研究であれば，結果がポジティブであれ，ネガティブであれ，同等に扱われるべきだと私は思います。ポジティブデータへの偏向は，結果が微妙なときに，効果があったかのように研究者が報告する傾向を助長する恐れがあります。研究に妥当性があれば，どのような結果であっても，発表できる学問環境が整備されなくてはなりません。

> 丁寧に企画実施された研究なら，ネガティブデータを恥じることはない。

10 研究から行動へ

10.1 研究成果をどのように実践に応用するか？

　　介入研究の企画，実施，評価に高度な知識を持つ専門家でも，最後の最も重要なステップ，つまり，研究成果をどう実践 practice に生かすかというステップを超える人はなかなかいません。

　これは，そうした専門家が，多くの場合アカデミア（学術機関）に属する研究者で，その主な興味は，実践よりも，論文になりそうなデータを獲得することにあるからです。研究で得られた知見を，様々なステークホルダー（官僚機構，地域の保健衛生局，社会福祉団体など）からなる複雑な現実世界に応用することや，政治的，財政的な困難に対処することが，アカデミアの関心となったことはこれまでありません。

　医薬品や医療機器に関する研究では，研究成果を現実に応用するメカニズムが存在しています。それは，製薬会社や医療機器会社で，医師には処方を，患者には受診を，保険会社には支払いを促すよう，マーケティングを展開していきます。利潤がそのドライブとなっているわけです。しかし，行動学的介入や制度的な介入（例：物理的環境の改善や法律の改善）には，直接の利潤が伴わず，そのようなメカニズムは存在していません。また，政治家，保健医療や社会福祉分野の実務家などは，学術誌を読むことはほとんどなく，仮に読んだとしても，研究的条件下で行われたプロジェクトを，どのように現実に応用していくかについては，見当もつかないことでしょう。

　しかし，せっかく得られた新しい知見を無駄にしないためにも，知識の生産と現実への応用との間にあるこうしたギャップを埋める必要があります。そのためには研究者の側には，以下のような努力が求められます。

- 介入を，現実に応用可能な形にデザインする。
- 介入から得られる利益を，人々が理解しやすく興味が持てるように説明する。
- 研究結果を社会に周知させるためにメディアを活用する
- 利害団体の支援を得る
- 政治家に研究結果を送付する。
- 介入を実施しやすいように，介入資材を一式揃えてキット化したものを用意する。

> 現実に応用可能なように介入をデザインする。

> 介入から得られる利益を，人々が理解しやすく，興味が持てるように説明する。

実際，これまで，現実に応用され，効果が認められてきた介入には，費用が余りかからない，高度な機器や専門スタッフを要しない，対象集団から受け入れられやすい，非常に実施しやすい，といった特徴があります。また，一般の人々が介入対象の場合には，症状が改善する，お金の節約になる，延命につながるといった利益，医師が介入対象の場合には，臨床の向上に役立つ，時間の節約になる，患者の症状改善に役立つといった利益を明確に示す必要があり，政治家に何らかの法律の制定を促す場合には，その法律が彼らの選挙民にとって，サービス向上や経費の節約につながるなどといったメリットがあることを納得させなければなりません。

また，前例を示すことは，政治家たちを説得する上で，非常に重要です。たとえば，私が公衆衛生局長として，薬局でのタバコ販売を禁止する法律の制定に奔走していたとき，私は，政治家たちに，カナダのある県で，10年も前に，同じような法律が成立していることを説明しましたが[1]，これは，その法案が突飛なアイデアではないことを説得する上で非常に役立ちました。

> 研究結果の社会的普及のためにメディアを活用する。

多くの研究者は，メディアを敬遠する傾向があります。それは，メディアが研究結果を，（いい意味でも悪い意味でも）誇大に報道する可能性があるからです。これは一面真実で，確かに，新聞や雑誌の販売部数を増やしたり，テレビやWebへの広告掲載を増やすために，センセーショナルな記事にすることがありますが，事実をあえてねじ曲げて報道することはありません。誤解に基づく報道がなされることもありますが，それは，研究結果をジャーナリストに分かりやすく説明する努力を怠ってきた研究者の側にも責任があります。

研究成果を社会に広めるためには，研究の技術的な詳細よりも，何が新しく，かつ注目すべきポイントなのかを，プレスリリースおいて的確に表現する必要があります。そして，それに興味を持つと思われるメディアに送付するのです。その際には，その研究の広い意味での意義を語ることのできる人を窓口担当者として，その人の名前，電話番号，メールアドレスを必ず記し，問い合わせがあれば，電話で丁寧に対応するようにします。

> 利害団体の支援を得る。

政治家が気にするのは，個人よりも，団体です。したがって，政治家の関心を惹くためには，その介入（政策や法律など）に対するアドボカシー団体の支持

---

[1] Katz, M. H. "Banning tobacco sales in pharmacies: The right prescription." *JAMA* **300** (2008): 1451–3.

10 研究から行動へ　153

を取り付けることが鍵となります。たとえば，米国心臓協会 American Heart Association や米国肺協会 American Lung Association は，タバコ禁止条例の推進に不可欠の存在です。自分の介入に対する支援者を見極め，協働してアドボカシーを推進することが大切です。

> 政治家の理解を得る。

　学術論文の中に，政治家に対する勧告が書かれているのを読むと，行政組織に働く者としては，思わず苦笑いを禁じえません。なぜなら，私の知る限り，政治家は，学術論文に目を通すことなどないからです。政治家の関心を惹くためには，たとえば，面会の約束を取り付けて，論文のコピーとともに，Ａ4用紙1枚に，介入（政策や法律など）の内容とその意義を平易な言葉で書いたものを持参するのが一番です。併せて，どういう団体がなぜその介入を支持しているのかを説明します。このとき，それに反対している団体があれば，その名称，反対理由，対応策についての説明も忘れないようにしなければなりません。なぜなら，政治家は，不意打ちを食らうことを非常に嫌うからです。

> 介入を普及しやすくするために，介入資材を一式キット化して提供する。

　介入資材を一式揃えてキット化し，提供できるようにすれば，介入の普及に役立ちます。そのキットには，介入対象とする問題の状況やその社会背景，介入の実施方法を説明した文書と，実際に介入に用いる資材を含めるようにします。たとえば，サンフランシスコ市で皆保険プログラムを導入したとき[2]，同じ政策の導入を検討している他の多くの自治体から，様々な質問を受けました。私たちは，そうした自治体の時間や労力の軽減に役立てるために，ある健康関連の財団に委託して，私たちのプログラムの概要，根拠となる法律，財政計画，四半期ごとの保険料，POS（Point-of-Service：米国の医療保険のタイプで，契約医と非契約医の両方を受診できるプラン）に伴う負担などを解説したキットを作成しました。

10.2　応用された介入の効果をどのように評価するか？

> 介入の効果評価に，RE-AIM（効能/効果，採用，実施，維持）の枠組みを活用する。

　米国では，公衆衛生的介入の評価を標準化するために，RE-AIM というガイドラインが開発されています[3]。行政的介入については，通常はあまり正式な評価はなされていませんが，このガイドラインを用いれば，様々な段階で，介入の実施状況を評価することができます。

　RE-AIM とは，リーチ Reach, 効能/効果 Efficacy/Effectiveness, 採用 Adoption, 実施 Implementation, 維持 Maintenance の頭文字を取ったものです。「リーチ」とは，介入対象とした人々の中でプログラムに参加した人の割合と参加者の特性のことを意味します。後者は，ニーズの高い人々をプログラムがカバーでき

---

[2] Katz, M. H. "Golden Gate to health care for all? San Francisco's new universal-access program." *N. Engl. J. Med.* **358** (2008): 327–9.
[3] Glasgow, R. E., Vogt, T. M., and Boles, S. M. "Evaluating the public health impact of health promotion interventions: the RE-AIM framework." *Am. J. Public Health* **89** (1999): 1322–7.

ているかどうかを把握する上で非常に重要です（例：運動プログラムへの参加者が，すでに体重コントロールできている人ばかりなら，プログラムが目的とする肥満の減少にはつながりません）。

「効能/効果」とは，介入がプロトコール通りに実施された場合の効果を，「採用」とは，介入を受け入れた施設等（例：クリニック，コミュニティセンター）の割合，「実施」とは，プログラムがどれほどプロトコール通りに実施されたか，「維持」は，プログラムが継続的に実施された期間のことを意味します。

たとえば，Li らは，オレゴン州の 5 つの市の 6 つのコミュニティ・シニア・センターで導入された，太極拳を用いた介入プログラムを，RE-AIM を用いて評価しています[4]。このプログラムには，これら 6 つのセンターを普段利用している 555 人の高齢者のうち，287 人が参加登録し，そのうち 249 人が適格と判定されました。つまり，「リーチ」は 45％（249/555）ということになります。参加者の特性には，センター利用者全体からの偏りは見られませんでした。

介入前後の比較で，参加者の様々な運動機能に，有意な改善が認められました（「効果」）。そして，プログラムには，予定した全施設の参加が得られ（「採用」＝ 100％），参加したすべての施設でプロトコール通りに介入が実施され（「実施」＝ 100％），かつ，そのうち 5 つの施設では研究期間後もプログラムが維持され，残りの施設でも，インストラクターが見つかり次第再開されることになっていたため，「維持」は良好と判定されました。

結論

介入研究は，非常に時間と労力のかかる仕事で，介入がランダム化比較試験になじまない場合は，特にそうです。これが，健康格差，HIV 感染，薬物中毒，暴力などの重要なテーマについても，研究が，いわゆる「リスクファクター研究」に偏り，介入研究が少ないことの理由の 1 つとなっています。しかし，介入の開発，実施，そしてその応用を通して現実社会を変えることができれば，研究が人々にもたらし得る恩恵は，極めて大きいものがあります。私も若い頃は，記述的研究やリスクファクター研究に関する論文を数多く出版しました。それは，統計学に関する知識を深めるのに役立ち，また，他の研究者が介入研究をデザインする上での基礎的情報を提供することにもなりました。しかし，私が最も誇りに思うことは，リスクファクター研究を超えて，多くの介入（政策）を開発・実施・評価し，社会の健康増進に貢献してきたことです（注：リスクファクター研究をする人の支援は今でもしていますが，できるだけ介入研究を実施するように促しています）。本書が，介入研究を行う人を 1 人でも増やすことに貢献できることを願うばかりです。

---

[4] Li, R., Harmer, P., and Glasgow, R., et al. "Translation of an effective Tai Chi intervention into a community-based falls-prevention program." *Am. J. Public Health* **98** (2008): 1195–8.

私の助言が必要な人や，自分が開発・実施・評価した介入について議論をしたい方は，私の e メールにご連絡ください（mhkatz59@yahoo.com）。

和文索引

項目および頁数の後のTは表，Fは図を示す．

あ

アウトカム　33, 92
アカデミア　151
アスピリン　103
新しい法律　63
アドヒアランス　56
アドボカシー団体　152
アルコールによる手指消毒　138
αエラー　41, 141
アンギオテンシン変換酵素阻害薬　18

い

1群介入前後比較デザイン　4, 28, 80
1対ある身体の部位　55
一般化可能性　17, 50, 64, 115
一般化推定方程式　90, 95, 146
イベント　92
医療機能評価組織　95
医療保険　32
因果関係　34
インスツルメント変数法　115
インフォームドコンセント　42
インフルエンザワクチン　65

う

ウイルコクソンの順位和検定　75T
ウイルコクソンの符号順位検定　75T, 77, 80
後ろ向き研究　3
右心カテーテル　108
打ち切り　92, 133

え

エアロビクス　89
エストロゲン　18

お

オーバーラップ　107
オープンラベル　55
オッズ比　82, 97T
重み付け　114

か

回帰分析　128
解析計画　40
ガイドライン　146
カイ2乗検定　82T, 97T
介入　1, 127
介入群に属する確率　123
介入前後比較デザイン　127
介入の開発　19
介入の拡散　10
介入への曝露　34
拡張マクネマー検定　84T, 90
過去の記憶　12
カジノ開設　2
片側検定　38
片側差あり仮説　38
傾き　130
カテーテル関連血流感染　4, 43
カプラン・マイヤー曲線　92
カプラン・マイヤー法　84T, 92
間隔変数　75
間欠的運動　137
看護師ヘルス研究　31

157

観察の重み付け　110**T**
冠動脈バイパス術　93
感度分析　126

き

規制　28
喫煙禁止条例　10
帰無仮説　4, 37, 73
キャップ制　97
キャリパー　110
球形性　90
級内相関　54
偽陽性　40
行政施策　28
行政のデータベース　30**T**
共分散分析　82**T**, 84**T**, 88, 94**T**, 97**T**
局所平均処置効果　124
居住地域　117
均衡状態　50
均衡の原則　52
均等ランダム割り付け　51

く

区分回帰直線　129**F**
区分回帰分析　128
クラスカル・ウォーリス検定　82**T**, 97**T**
クラスター　52, 70
　　──化研究　3
　　──性　54
　　──デザイン　35
　　──マッチング　71, 72
　　──ランダム化デザイン　10
　　──ランダム割り付け　52
グループメンバーシップの確率　101
クロスオーバー　56
　　──デザイン　26
群間比較　88

け

傾向スコア　101
　　──の逆数　114
経済政策分析　115

系統的レビュー　45
ケースコントロール研究　11, 29, 99
欠測　145
欠測データ　40
限界集団　124
健康維持機関　65
現実応用性　20
現実的条件下　20

こ

抗HIV治療　134
効果試験　19, 64
効果量　42, 85
交互作用項　95, 105, 143
抗精神病薬　63, 112
光線療法　86
校庭開放　2
効能試験　19, 64
交絡要因　48
国際医学誌編集者委員会　45
国民栄養調査　31
コクランのQ検定　75**T**, 77
誤設定　114
コホート研究　4, 35
コミュニティ介入研究　36
コミュニティ諮問委員会　23
混合効果モデル　84**T**, 90, 95, 146
コントロール群　24
　　──付き介入前後比較デザイン　7
混入　35

さ

差あり仮説　4, 38, 73
最大薬剤給付制　97
殺人被害予防対策　11
差なし仮説　4, 37, 73
サブグループ解析　143
残差交絡　110**T**, 112
サンプルサイズ　41, 85
　　──計算のための無料ソフト　42
残余交絡　112

和文索引

し

時間依存性変数　26, 134
時間的変化　28
事業　63
時系列分析　6, 127
自己回帰和分移動平均モデル　130
事後分析　41, 144
自然の実験　2, 16**T**
持続的運動　137
疾患登録データベース　30**T**
質向上プログラム　43
実際に受けた治療に基づく分析　57
死亡登録　30**T**, 32, 64
社会的に望ましい回答　35**T**, 36, 83
縦断研究　4, 35
集団調査　30**T**, 31
集中治療専門医　113
主たるアウトカム　40
出生登録　30**T**, 32
準実験的研究　61
順序変数　77
条件付き多重ロジスティック回帰分析　91
条件付きロジスティック回帰分析　84**T**
ジョンズホプキンス大学　43
神経管欠損　99
審査免除　43
心臓カテーテル　121
心的外傷後ストレス障害　26

す

ステークホルダー　23, 151

せ

正規分布　75
政治家　152
生存曲線　91
生存バイアス　16**T**, 133
生存分析　91, 133
選択バイアス　67, 70
前立腺がん検診　29

そ

層化　110**T**
層化分析　112
層化ランダム割り付け　51
臓器移植　26
早期中止　40, 45, 141
　　──規則　45, 141, 142
操作変数に関する前提**T**　118
操作変数法　115
層別比較　108
測定された要因　103
測定手段　37

た

第Ⅰ種の過誤　41, 141
ダイエット　89
対応のあるt検定　75
対応のないt検定　85
待機コントロール　25
　　──群　48
第Ⅱ種の過誤　149
対立仮説　4, 38, 73
多仮説検定　40, 86, 138
多区分変数　87
多施設共同研究　44
多重線形回帰分析　80, 82**T**, 84**T**, 87, 94**T**, 97**T**, 120
多重比較　40, 86, 138
多重補完　145
多重ロジスティック回帰分析　80, 82**T**, 94**T**, 97**T**, 120
多重ロジスティック回帰モデル　102
脱落　57, 92
ダネット検定　78
タバコ増税　2
多変量解析　101
短期指標　33
単純割り付け　51
単調　123

ち

チアゾリジンジオーネ　32
遅延コントロール　25
中間解析　40, 45, 138, 141

つ

追跡期間　92
追跡不能　92

て

適応による交絡　67
適格基準　103
適格性　147**F**
電子カルテ　29, 30**T**

と

道具的変数法　115
統計学的偶然の産物　143
統計学的パワー（検出力）　35**T**
同時［並行］コントロール　8, 24, 27
同時コントロール群付き分割時系列分析　128
同等性試験　136
独立データモニタリング委員会　44, 141
トピラメート　92

に

2区分変数　79
2重マスク化　56, 142
2重盲検化　56
2値変数　79

ね

ネガティブデータ　149
ネガティブな研究　33
ネステッド・ケースコントロール研究　12, 31
ネビラピン　142

は

バイアス　41, 55
パイロット研究　19
箱ひげ図　107
外れ値　107
発生病理　18
反復測定の共分散分析　84**T**, 90
反復測定の分散分析　75**T**, 76, 84**T**, 88

ひ

ピオグリタゾン**T**　88
比較可能　8
　──性　48, 110
非クラスター化研究　3
ヒストリカルコントロール　16**T**, 25**T**, 28
非正規分布　77
肥満外科手術　68
評価　3
非ランダム化介入研究　61
非ランダム化研究　3
比例オッズモデル　82**T**, 94**T**, 97**T**
比例ハザードモデル　84**T**, 93
非劣性試験　136

ふ

フィッシャーの正確検定　82**T**, 97**T**
フォローアップ　37
不均等ランダム割り付け　51, 52
副次的アウトカム　40
複数の仮説　39
プラセボ　56
フリードマン検定　75**T**, 77
フローチャート　146
ブロックランダム割り付け　51
プロトコール重視の分析　40, 57, 137
分割　127
分割時系列分析　127
分散分析　82**T**, 84**T**, 86, 88, 94**T**, 97**T**

へ

平均変化量　84
ベースライン特性　26, 48, 67, 87, 93, 101
βエラー　149
ペンタミジン吸入療法　28

ほ

法律　28, 63
ホーソン効果　35**T**, 50
補完　145
ホルム法　77, 138
ボンフェローニ補正　86, 138

ま

前向き研究　3, 61
マクネマー検定　75**T**, 79, 80, 90
マスク化　26, 44, 55
マッチング　68, 109, 110**T**
稀な副作用　63
マン・ホイットニー検定　82**T**, 97**T**
マンモグラフィ　116

み

未測定の特性　49
未測定の要因　103, 115, 125
未知の特性　49
未調整オッズ比　99

む

無効中止　141

め

メタアナリシス　45, 146
メディア　152

も

盲検化　26, 44, 55

や

薬剤放出性ステント　93
薬局データベース　30**T**

ゆ

優越性試験　136
有効中止　141

よ

葉酸　99
ヨガ　75

ら

ライム病　38
ランダム化研究　3, 47
ランダム化同時[並行]コントロール　24
ランダム化比較試験　7
ランダムサンプリング　47
ランダムハイ　142
ランダムロー　142
ランダム割り付け　10, 24, 47, 147**F**
　──のデメリット　49
　──のメリット　47

り

リコールバイアス　99
リスクファクター研究　1, 154
リスクを有する人々　93
両側仮説　38
両側検定　38
量-反応関係　24, 34
理論　16
臨床試験の登録　45
臨床手技　35**T**
　──データベース　30**T**
倫理審査委員会　42

れ

レベル　130
連続横断研究　4, 10, 35, 81
連邦保健医療研究保護局　43

ろ

ログランク検定　92

わ

割り付け重視の分析　40, 57, 137, 147
ワルファリン　64

欧文索引

頁数の後の T は表を示す。

A

ADVANCE 試験　18
alternative hypothesis　4, 38, 73
analysis of covariance　88
analysis of variance　86
analysis plan　40
ANCOVA　82T, 84T, 88, 94T, 97T
ANOVA　82T, 84T, 86, 88, 94T, 97T
as-treated analysis　57
autoregressive integrative moving average（ARIMA）　130

B

bariatric surgery　68
between-group comparison　88
blinding　55
blocked randomization　51
Bonferroni correction　86, 138
box plot　107
Bright Bodies　75

C

c インデックス　106
caliper　110
case-control study　11
causal relationship　34
censoring　92, 133
cluster randomization　52
cluster randomized design　10
clustered study　3
Cochran Q test　79
cohort study　4, 35
community advisory committee　23

comparability　48
comparable　8
concurrent control　8, 27
concurrent randomized control　24
conditional logistic regression analysis　91
confounding by indication　67
confounding factor　48
CONSORT　146
contamination　35
Cox の比例ハザードモデル　94T
cross over　56
crude odds　99

D

data safety monitoring committee　141
delayed control　25, 48
dichotomous variable　79
diffusion of the intervention　10
double blinding　56
double-masking　56
Dunnet test　78

E

early stopping　40, 45, 141
early stopping rule　45, 141
effect size　42, 85
effectiveness trial　19, 64
efficacy trial　19, 64
eligibility criteria　103
equipoise　50
equivalence trial　136
evaluation　3
event　92
exemption　43

F

Federal Office for Human Research Protections　43
Friedman test　77

G

generalizability　17, 50, 64
generalized estimating equation（GEE）　90, 146
Googleを用いた検索　15

H

Hawthorne effect　50
health maintenance organization（HMO）　65
historical control　28
Holm method　77, 138

I

imputation　145
independent data and safety monitoring committee　45
informed consent　42
institutional review board（IRB）　42
instrument　37
instrumental variable method　115
intention-to-treat（ITT）analysis　40, 57, 137, 147
interaction term　143
interim analysis　40, 45, 138, 141
International Committee of Medical Journal Editors　45
interrupted time series analysis　127
interruption　127
intervention　1, 127
intraclass correlation　54

K

Kaplan-Meier curve　92
Kaplan-Meier method　92

L

last observation carried forward method　146
local average treatment effect（LATE）　124
LOCF法　146
log-rank statistic　92
longitudinal study　4, 35
lost to follow-up　92

M

marginal population　124
masking　55
matching　68
McNemar's test　79, 80, 90
Medicaid　32, 64
Medicare　32
Minnesota Heart Health Program　36
misspecification　114
mixed-effects model　90, 146
monotonic　123
multiple comparison　40, 86, 138
multiple dichotomous variable　87
multiple hypothesis testing　40, 138
multiple imputation　145
multiple linear regression　80, 87
multiple logistic regression　80

N

National Health and Nutrition Examination Survey（NHANES）　31
natural experiment　2
nested case-control study　12, 31
non-clustered study　3
non-inferiority trial　136
nonrandomized intervention study　61
non-randomized study　3
null hypothesis　4, 37, 73
Nurses' Health Study　31

O

OHRP　43

one-group pre-intervention versus post-intervention design　4
one-sided alternative hypothesis　38
one-sided test　38
open label　55
outlier　107

P

paired t-test　75
per-protocol analysis　40, 57, 137
post-hoc analysis　41, 144
posttraumatic stress disorder（PTSD）　26
pre-intervention versus post-intervention design　127
pre-intervention versus post-intervention with concurrent control　128
primary outcome　40
principle of equipoise　52
propensity score　101
proportional hazards model　93
prospective study　3, 61
proximal marker　33
PTSD　26
PubMed　15

Q

quality improvement organization　95
quasi-experimental study　61

R

random allocation　10, 47
random assignment　47
random high　142
randomization with equal allocation　51
randomization with unequal allocation　51
randomized controlled trial　7
randomized study　3, 47
RE-AIM　153
recall bias　99
repeated measures analysis of variance　76, 88
repeated measures ANCOVA　90
residual confounding　112

retrospective study　3
ROC 曲線　106

S

secondary outcome　40
segmental regression analysis　128
selection bias　67
sensitivity analysis　126
serial cross-sectional study　4, 10, 35, 81
simple randomization　51
socially desirable response　36, 83
sphericity　90
stake holder　23
stratified randomization　51
stratification　112
STROBE　146
superiority trial　136
survey　31
survival analyses　91, 133
survival bias　133
survival curve　91

T

t 検定　97
temporal change　28
thiazolidinediones　32
time-dependent variable　26, 134
time series analysis　6, 127
topiramate　92
TREND　146
two-sample generalization of McNemar's test　90
two-sided hypothesis　38
two-sided test　38
type I error　41, 141
type II error　149

W

waiting-list control　25
Wilcoxon signed-rank test　77, 80
withdrawal　92
within-group comparison　88

医学的介入の研究デザインと統計
ランダム化/非ランダム化研究から傾向スコア,操作変数法まで

定価(本体3,700円+税)

2013年10月31日発行　第1版第1刷 ©
2021年 1 月 6 日発行　第1版第4刷

著　者　ミッチェル H. カッツ

訳　者　木原雅子（きはらまさこ）

　　　　木原正博（きはらまさひろ）

発行者　株式会社 メディカル・サイエンス・インターナショナル
　　　　代表取締役　金子 浩平
　　　　東京都文京区本郷1-28-36
　　　　郵便番号113-0033　電話(03)5804-6050

印刷:日本制作センター/表紙装丁:トライアンス

ISBN 978-4-89592-757-4　C 3047

本書の複製権・翻訳権・上映権・譲渡権・貸与権・公衆送信権(送信可能化権を含む)は(株)メディカル・サイエンス・インターナショナルが保有します。本書を無断で複製する行為(複写,スキャン,デジタルデータ化など)は,「私的使用のための複製」など著作権法上の限られた例外を除き禁じられています。大学,病院,診療所,企業などにおいて,業務上使用する目的(診療,研究活動を含む)で上記の行為を行うことは,その使用範囲が内部的であっても,私的使用には該当せず,違法です。また私的使用に該当する場合であっても,代行業者等の第三者に依頼して上記の行為を行うことは違法となります。

JCOPY〈出版者著作権管理機構　委託出版物〉
本書の無断複製は著作権法上での例外を除き禁じられています。複製される場合は,そのつど事前に,出版者著作権管理機構(電話 03-5244-5088, FAX 03-5244-5089, info@jcopy.or.jp)の許諾を得てください。

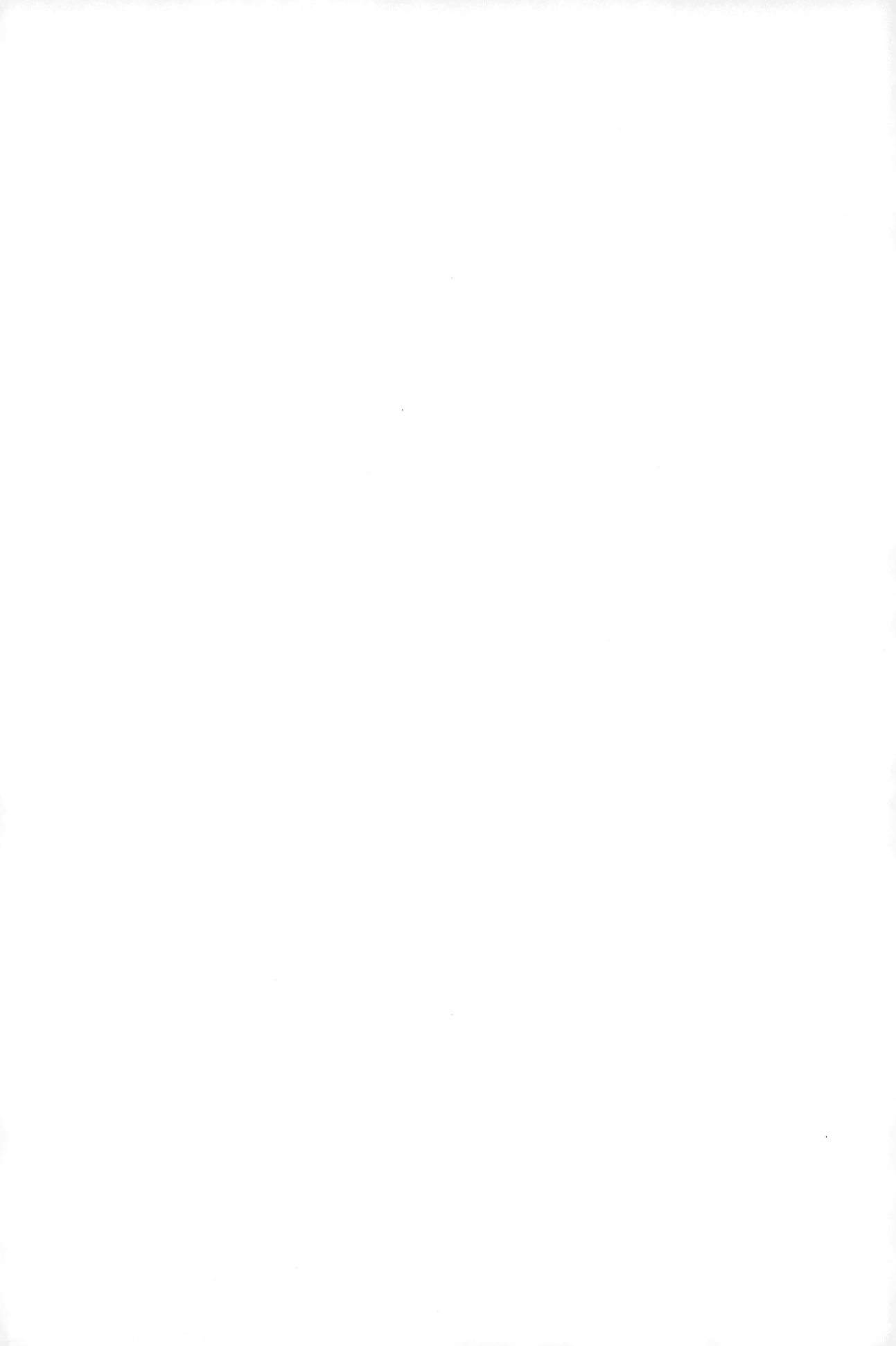